幸せに生きるためのがんとの向き合い方

三浦直樹

本書は2017年に上梓した『新次元の「ガンの学校」』の改訂版です。

知識的な部分は踏襲しながらも、「学校」の枠を超えて、さらに分かりやすく楽しく、大胆にリニューアルしました。

いまや非常に身近な病気である「がん」との向き合い方を通じて、あなたが幸せに生きるために、本書をご活用いただければ幸いです。

三浦　直樹

はじめに

「画像検査をしたら、がんが見えなくなって消えていたんです！」

ちょっと信じられないかもしれませんが、数日前にいただいた嬉しいご報告です。西洋医学的には、がんは治らない病気ということになっているので、医学的には「一時的寛解」ということになります。

このように、**大きな病院で主治医から「絶対に治らない」と告げられたがんが、消えてなくなってしまう**ことは、当院では決して珍しいことではありません。また、消えてなくなることはなくても、**余命宣告を受けるほどの末期がんの方が、お元気で長期間過ごされている**というケースも多くあります。

やがて、そんな噂を口コミで聞かれた患者さんが西は奄美大島、東は札幌と日本全国から、大阪にある当院を訪ねてこられるようになりました。今ではインターネットによる診療も受け付けているので、海外からの問い合わせもあるほどです。

そして当院に来られると、もちろんすべての患者さんというわけではありませんが、**がんが消えていく方が続々と出てくる**のです。

皆さん、はじめまして！

私は大阪市内で統合医療を行う「みうらクリニック」を運営している三浦直樹と申します。２００９年に開業した当院は、特にがん専門というわけではなく、医師は私一人、看護師は二人というごく小さなクリニックなのですが、現在では毎月１５０名以上のがん患者の方が来院されるようになっています。

そして、講演やセミナー、それからＳＮＳや最近本格的に始めて好評を博しているYouTubeなどでこのようなお話をさせていただくと、決まって多くの方から「信じられません！　先生のクリニックでは、一体どんな治療をされているのですか？」というご質問をいただくのです。

そこで、限られた時間の中ではご説明しきれない、当院で採用させていただいている治療法や、その根本にある私の医療に対する考え方、取り組みについて、一度腰を据えてじっくりとお伝えしていきたいと思いペンを執ることにしました。

今、医療の分野は大きな分岐点を迎えようとしています。

現在の医療の中心となっている**西洋医学は、体を一つの機械として捉え、臓器をそのパーツの一つ（部品）として捉える**医療観をもって発展してきました。そして、医療技術の目覚ましい進歩によって、その部品をさらに分子レベルまで細かく分解し、データの収集や分析を行ってきたのです。

たしかにこの西洋医学は、一定のレベルまでは非常に効果を上げ、細菌感染症や急性の病気等には大変有効です。

でも、これからお話ししていく「がん」をはじめ、リウマチ性関節炎などの自己免疾患、アトピー性皮膚炎や花粉症などのアレルギー疾患、心の問題からくる精神疾患、高血圧・糖尿病などの生活習慣病といった慢性疾患に対しては、痛みや症状のみを一時的に抑える「対症療法」は行うものの、根本的な治癒を目指しているとはとても言えない治療が行われていることも多く、決して万能とは言えません。

これに対して、最近注目されてきている**東洋医学や自然療法は、体は一つの有機体であり、臓器は単なるパーツではなく、それぞれに影響を与え合いながら機能するもの**として捉えます。しかも**物理的な臓器の働きにおいても心や感情、さらには目に見えない量子力学的な影響や、スピリチュアルな要素の影響もある**と考えるのです。

本書でお伝えしていく**統合医療**とは、これまでの西洋医学に加えて、最先端の点滴療法や自然療法、心理療法、運動療法、伝統療法、スピリチュアルケアなどの良いところを組み合わせて行うものです。

すなわち、統合医療によるがん治療の現場は、決して西洋医学を否定するものではなく、いわば**「良いとこ取りの総力戦」**なのです。

一口にがん患者といっても、その状況は千差万別です。当然、治療法には好みや相性があるため、私としては、より多くの有用な治療法を学び、取り入れ、その中からそれぞれの患者さんにぴったり合うものをご紹介できるよう努めています。

ただ、ここで最も重要なことは、がんを含むすべての病気に共通して言えることなのですが、**治すのは医師である私ではなく、あくまでも患者さんご自身**だということです。

特に統合医療においては、病院で受ける治療と併せて、家庭でできるセルフケアを行っていただくことで、治療の効果が飛躍的に高まります。

「自分の病気は自分で治す」「治療法は責任を持って自分で決める」「自分の人生は自分で切り開いていく」という決意と共に、日々自分自身で学び、セルフケアを行っていただくことが必要不可欠となるのです。

人間には、心身全体が生まれながらにして持っている、ケガや病気を治す力や機能である自然治癒力が備わっています。

そして、少し子供っぽい表現かもしれませんが、人には必ず自分自身の自然治癒力を発動させる**「自然治癒力発動ボタン」**というものがあるのです。

患者さんを診させていただいていると、「この方の自然治癒力を発動させるポイントはおそらくここだな」ということは分かります。でも、私にできるのはそれをお伝えするところまでで、**発動させるボタンを押せるのは患者さんご自身だけ**です。

私や他人が無理やり押しても、残念ながらこの自然治癒力のシステムはうまく働きません。もし一時的に良くなることがあったとしても、根本的に病気と向き合うことができていなければ、また再発してしまうこともあるのです。

読者の皆さまには病気の有無にかかわらず、本書をきっかけに、病気やご自身の生き方としっかり向き合い、ご自身で「自然治癒力発動ボタン」を押せるような生き方へとシフトしていただければと思います。

もしかすると、見たことも聞いたこともないような摩訶不思議な治療法や考え方に触れて、「怪しい」と感じたり、効果があるとはとても思えないという方もいらっしゃるかもしれません。

前述のとおり、治療法には一人ひとりの個性によって好みや相性がありますから、そんな時にはその部分は読み飛ばしていただいてもまったく問題ありません。

ただ、ぜひお願いしたいのは、**これまでの常識に囚われることなく、あくまでもご自身の直感を判断基準にしていただきたい**ということです。

人生の目的は「幸せになること」です。

がんであってもなくても、私たちは誰もが、幸せになるために生きています。

そして、がんであったとしても、幸せになるためにできることはたくさんありますし、幸せに生きることもできます。

本書で最もお伝えしたいのは、**幸せに生きるためのがんとの向き合い方**なのです。

今まさにがんと向き合っている方、そのご家族関係者の皆さまはもちろん、手に取ってくださったすべての皆さまにとって、本書での学びが病気に対する新たな捉え方や、本質的な生命観を得る、何よりも幸せに生きるための一助ともなれば、これほど幸せなことはありません。

もくじ

第3章 がんとの付き合い方 生活習慣の改善……99

第4章 幸せに生きるために　がんと向き合う ……… 145

第1章

がんをめぐる背景

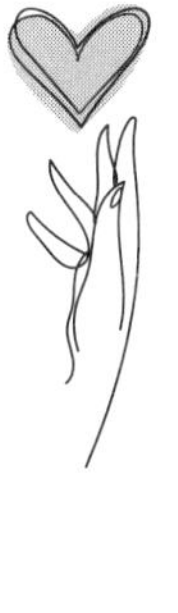

✿日本は世界一の「がん大国」

がん治療の最初の入り口は、まずは**がんに対するマイナスのイメージを変えること**です。いたずらに不安・恐怖・心配を膨らませず、冷静にできることをしっかりと考え、行動していくことが大切です。

後で詳しくお話ししますが、過剰な不安・恐怖・心配のエネルギーは、ストレスとなって自律神経を乱し、さらに体調を悪化させてしまいかねません。**日本のメディアでは、がんに対するネガティブなイメージがたくさん流れているので、それに引きずられない**ことも大切でしょう。

そのために、まずはがんという病気を様々な角度から検証し、がんというものの正体、さらに、現在行われている治療法の主流である三大療法のメリット・デメリットなどをしっかりと知ることから始めていきたいと思います。

現在日本では、２人に１人ががんになり、５人に１人ががんで亡くなっています。
２０２４年１月18日に発表された国立がん研究センターの発表によると、この１年で新たにがんと診断される患者は約１０３万４千人で、死亡する患者は約３９万６千人にも上ると予測されています。

実は、これほど多くの人ががんになる、いわゆる「がん大国」と呼ばれるような状況にあるのは、世界中で日本ただ一国です。

なぜ日本だけなのか……。様々な要因が取りざたされていますが、本質的な理由は実にシンプルで、**日本が世界一の長寿国だから**です。

アフリカなどの平均年齢が30〜40歳代の国々では、現在でもがんという病気はほとんどみられせん。平均寿命の短い国の人たちは、がんになる前に感染症や他の原因で亡くなってしまうからです。

がんは寿命が延びればそれだけ増える病気で、詳細は後述しますが、がんが細胞の老化現象の一種である以上、この状況はある程度はやむを得ないことなのだと言えるでしょう。

つまり、**がんとは良くも悪くも長寿国である日本の国民病であり、今後も長寿と共に増え続けることが予想される病気**なのです。

がんの正体とは？

私たちの体は約６０兆個（最新の研究では１００兆個とも言われています）もの細胞でできています。そして、毎日そのうちの数千億個の細胞が死に、新たに生まれ替わるというサイクルを繰り返しています。

細胞が生まれ替わる時というのは、細胞のコピーの原型である遺伝子（ＤＮＡ）をもとに、新たな細胞がコピーされるのですが、年齢と共にコピーミスが増えていきます。この現象は突然変異と呼ばれ、実はこの**突然変異でできたコピーミスの細胞ががん細胞の正体**であり、先ほどがんは細胞の老化現象の一種であると述べたのはこのためなのです。

一説によれば、健康な人でも毎日数千個のがん細胞ができていると言われているのですが、だからといってすべての人ががんになるわけではありません。

その理由は、本来は私たち誰もが持っている免疫力が働いているからです。免疫力とは病気の原因となる様々な要因から身体を守る力のことで、体の中にある免疫細胞という専門の細胞の働きによって成り立っています。

免疫細胞は、自分自身の本来あるべき細胞と異常な細胞とを見分け、異常細胞であると判断すればその細胞を消し去ってくれます。つまり、**免疫細胞は毎日できたばかりのがん細胞を見つけては、せっせと攻撃し退治してくれている**のです。

ところが、**加齢によって、あるいはストレスや冷え、病気などで免疫力が低下してきたりすると、がん細胞に対する攻撃力が落ち、がん細胞を殺せなくなったりがん細胞を見逃してしまったりする**ようになります。その結果、生き残った1個のがん細胞が分裂を始め、徐々に大きくなってしまうのです。

一般的に、検査で見つかる1㎝大のがん腫の塊には、がん細胞が約10億個あると言われており、その大きさになるには10年近い年月がかかるとされています。

また、がん細胞自体に痛覚神経はないため、ある程度大きくなって神経を圧迫することで痛みを伴ったり、血管を巻き込んで出血を伴ったりするなどの症状が出てこなければ、気づかないことも少なくありません。

このため、案外長期間無症状であることも多く、90歳～100歳といった、ご長寿で老衰のために亡くなられた方を調べると、7割近い方にがんが見つかるとも言われています。

現代医学でのがんへの対応

現在の日本の医療では、がんに対しては、主に三大療法と言われる「手術・抗がん剤・放射線療法」が行われています。

当然ながら**それぞれの療法には長所と短所がある**のですが、がん患者の増加に伴って多くの関心を集めていることもあって、最近では様々なメディアでその問題が取りあげられるようになりました。

たとえば、がん治療における医療費の高騰などは、とても大きな問題となっています。「第４の治療」とも言われるがんの免疫治療薬「オプジーボ（一般名：ニボルマブ）」の場合、何度かの価格引き下げがあったものの、一年間の治療を受けると年間１千万円近くもの費用がかかると言われているのです。

この時、もちろん患者の負担が大きく、支払いが困難になるということも大きな問題ではあります。

しかし、最大の問題は、患者負担はその一部であり、多くが公費負担（私たちの公的な医療保険による負担）となり、このような高額医療が増えれば増えるほど、その恩恵を受けていないわけではない多くの人たちの負担が増えていくという点にあるのです。

お金と人の命は比べることなどできないという意見もありますが、がん治療の場合このような高額な医療であっても、その有効率は約30％と言われています。しかも、その有効率にしても腫瘍《しゅよう》の縮小が一定期間認められるというものであり、がん細胞が完全に消えるわけではありません。

手術の分野では、ロボットによる正確な手術、放射線治療の分野では重粒子線治療や陽子線治療など、次々と新たな技術が開発されており、そのおかげで一命を取り留められた方もたくさんおられます。しかし、どんなに技術が進歩しようとも、１００％の方が治るわけではないのです。

1971年、この時アメリカ大統領だったニクソン氏によって「がん撲滅宣言」が出されて以来、巨額の費用と膨大な時間、多くの専門家を投じて現在もがんの研究が続いています。しかし残念ながら、ある程度進行したがんについては、当時と治癒率がほとんど変わらないとも言われています。

つまり、**最先端と言われているがん治療においても、決してすべての患者のがんが消えるわけではない**のです。そのため、日本だけではなく世界の医療において少しずつ広まってきているのが、現行の標準治療以外に「代替・補完医療」や「自然療法」といった療法も積極的に取り入れていく「統合医療」と呼ばれる概念です。

標準治療に様々な療法を加えることで、治癒率のアップや痛みの軽減、体力の回復など、さらに最近では日常生活の質が上がることも注目されており、当院においても、その考え方を取り入れた治療を行っています。

ちょっと脱線　その1　Dr.三浦の風変わりな子供時代

さて、固い話が続いたので、このあたりでちょっと脱線をしてみたいと思います。講演の時などは、こちらのほうが喜んでいただけることが多いので（苦笑）、本書でも大いに脱線をしていきたいと思います。

まずは、よく質問される私が医師になった経緯について。

そもそも、私は特別「医師になりたい」と思っていたわけではありませんでした。看護師をしていた母が私を医師にしたいと強く望んでいて、小学校3年生くらいから本格的な「お受験塾」に通わされたのです。

自分から望んで入ったわけではないので、1件目、2件目の塾は続かなかったのですが、最後の3件目の塾が大好きになりました。

Y先生は当時すでに80歳を越えられていたと思います。第二次世界大戦前から教師をされていて、その後、陸軍軍人になり、満州に在住。終戦後はソ連軍によるシベリア抑留の後に帰国するという大変な人生を送られた方でしたが、塾長の叔父ということもあって、生徒たちからは「おじちゃま」と呼ばれていました。

他の科目の先生が、いわゆる受験テクニックばかりを教える中で、Y先生だけは人生哲学を語ってくれたり、論語や教育勅語の暗唱、夏目漱石の小説や松尾芭蕉の『奥の細道』の一章を丸ごと暗記させるなど、今でいう右脳教育的な指導をしてくださいました。

Y先生はご自身の人生哲学として、「教師時代の自分は、国に言われるままに正しいと信じて、戦時教育を一生懸命してきた。そして、国に尽くそうと軍人にもなった。ところが、いざ終戦となりソ連軍が攻めてきたとき、自分の上司はみんな逃げてしまい、国も責任を取らなかった。自分の教え子も自分の影響で軍人になり、その結果多くの生徒が命を失った。こんなに悲しくて、情けなくて、申し訳ないことはない。

しかし、それは誰が悪いのでもなく自分の勉強不足だった。君たちは良い本をたくさん読み、たくさん学び、自分自身で判断できる人間になれ。国や他人の意見を鵜呑《うの》みにしてはいけない」とよく話してくださいました。

いま思えば、Y先生の教えが、今の私の人生に大きく影響しているように感じます。

結局、中学受験の結果、いわゆる私立のエリート校に合格したのですが、周りの考え方とのギャップに、すぐに居場所がなくなりました。

最初は寮生活だったのですが、素行がよろしくないということで退寮処分となり、中学生で一人だけ下宿生活をすることになりました。その生活もなかなかに風変わりだったのですが、この詳細をお話ししていると日が暮れてしまうので、また別の機会にさせていただきます（笑）。

ただ、いわゆる「お受験重視」のエリート中学の先生方とは折り合いがつかず、結局、学校自体も辞めることになりました。私はこの頃からすでに、権力を背景にもっともらしいことをいう人とは、どうしてもうまく付き合えなかったようです。

このような経験もあって、私は歪んだ権力機構をもつ政治や経済問題などジャーナリズムの分野に興味を持ち、フリー・メイソンがどうとか、ユダヤやアメリカ軍産複合体がどうとか、はたまたケネディ暗殺犯は誰だとかいった政治的な陰謀論の本などを読み漁る毎日を送り、そんな講演会などにもしょっちゅう顔を出すという、かなり変わった学生生活を送りました。

当然、高校時代や浪人1年目までは文系志望で、大学受験でも法学部や経済学部を受験していました。ところが、模擬試験などではある程度の合格見込みがあるのに、不思議なことにすべて合格することができないのです。

とうとう2年も浪人することになり、母から、「2年も浪人させたんだから、医学部に行ってほしい」と言われたこともあって、何となく医学部を受験したところ、何とか文系科目だけで受験できる私学の医学部に潜り込むことができてしまったのでした。

大学入学後はラグビー三昧で、成績は常に低空飛行。窮屈な家が嫌で一人暮らしを始め、生活費を稼ぐためにずっとアルバイトをしていました。

アルバイト先はほとんどが飲食関係で、最後は時々、飲み屋でも働くようになりました。その飲み屋では、私が医学部の学生だとわかると、たいていの酔客の口から医者や病院への悪口が聞こえてきました。医者は態度がでかいとか、パソコンの画面ばかり見て患者の顔を見ない、予約しているのに待ち時間が長い、等々きりがありません。

患者さんを大切にするのは当たり前のことですが、なるべく待ち時間が出ないような予約体系にすることや、必要な時以外は、パソコンのない部屋で診察するといった今のクリニックの運営は、実はこの時の経験によるものなのです。

さて、そんなダメ医学生が、どうやってどんな医師になっていくのかは、次の脱線の時のお楽しみとしましょう。

がんは症状も治療も「百人百様」

冒頭でもお話しましたが、私はがんや難病の治療には、現在の主流である西洋医学以外の療法も含めた「良いとこ取りの総力戦」が最も有効だと考えています。

そして、そのためには、まず**それぞれの治療法の特徴を知り、そのメリットとデメリットを理解しておくことが必要不可欠**になります。

最近は様々なメディアで三大療法、つまり手術・抗がん剤・放射線療法を批判する趣旨の記事がたくさん多く見られますが、他人の意見の安易なコピーやジャーナリスト的な方の意見が多く、医師という専門家の目から見れば、かなり偏っているものが大半のように感じられるというのが正直なところです。

したがって、メディアから流れてくる情報は、あくまで個人の体験談程度のこととして捉え、必要以上に振り回されないことが非常に大切だと思います。

そんな中で、私自身が実際に毎月150人以上のがん患者さんとお付き合いしていて感じることは、がんは症状も治療も「百人百様」だということです。

お一人ずつ状況が違いますし、同じ患者さんの中でも状況が刻々と変わっていきます。また、一人ひとりに当然起こるであろう心理面での様々な葛藤や変化も、見逃せない大切な要素です。

私が三大療法云々《うんぬん》よりも大きな問題だと思うのは、それにもかかわらず、一般的な病院では、腫瘍が有るか無いかの二元論でしか治療が進まないという現状です。

がんがあるのだから、がんが無くなるまで何らかの治療をひたすら続ける。無くなったらなくなったで、再発予防と称して様々な治療が一生続くという事態も少なくないようです。

さらにその結果として、治療の副作用でかえって免疫力が落ちてしまい、他の症状が出てきてしまうというケースさえあるのです。

たとえば、これは乳がんの治療現場で実際にある事例なのですが、発売当初は「2年の服用でよい」とされていたあるホルモン剤が、再発例が増えたために「5年の服用が必要」ということになりました。ところが、最近になってまだ再発が見られるということで、なんと「10年間の服用が必要」ということになったのです。

このホルモン剤は、体に強い影響を与えることが分かっているものです。服用期間を延ばすことで、乳がんの再発率は多少減るのかもしれませんが、その影響で子宮や卵巣の病気になるリスクは、確実に増えてしまいます。

これは臓器別にしか診察しない西洋医学の明らかな弊害で、自分の診察分野だけを診て、患者さんの体全体のことをきちんと考える医師が、いかに少ないかということを如実に表していると言えるでしょう。

このようなケースも含めて、大病院の治療では、患者さんが「いつまでこの抗がん剤を続けるのですか？」と聞くと、症状によっては簡単に「一生です」と答えられることもあるのです。

私は、患者さんの症状に応じて、時には「腫瘍との共存」という考え方も含めて、その患者さんの生き方や人生にとって、何が一番大切かということを話し合い、確認しながら、その方に合う治療法をお勧めするようにしていますが、もちろん決して無理強いをすることはありません。

大病院の主治医から三大療法のみを強く勧められ、自分の意志とは違う場合には主治医との関係に苦しまれる方が多いのですが、これは自分の命にかかわる問題です。後悔のないように、本当に自分の行いたい治療をしっかり選択していくことが、何よりも大切です。

三大療法その① 抗がん剤

それでは、知っているようでご存じない方も多い、がんの三大療法のメリット・デメリットを順に押さえていきたいと思います。

まずは「抗がん剤」についてお話ししましょう。

抗がん剤について、多くの方が共通して持っている大きな誤解は、「抗がん剤とは、がんが完全に消える薬剤」という考えです。

実は抗がん剤は、その薬剤を投与してから4週間以内に腫瘍の大きさが半分になれば、効果ありということで認可されます。つまり、腫瘍の縮小効果は期待できますが、すべての方が完全消失に至る訳ではないのです。

また、腫瘍の種類やステージ、投与回数、年齢や体調などによっても、その効果は変わってきます。したがって私は、患者さんにもこのことをきちんと理解していただいたうえで、必要な時に必要な期間、必要な量だけ用いるという考え方をしています。

実例をあげると、20代後半の女性で悪性リンパ腫の患者さんが、抗がん剤治療を拒否され、様々な自然療法による治療に取り組まれていました。
しかし、残念ながら腫瘍は増大傾向となり、やがて咽頭《いんとう》のリンパ節が腫大して気管を圧迫。やがて、呼吸も困難な状態となり、大きくなった患部は傷口が開いて出血が始まってしまいました。

そこで、「1クールだけでも抗がん剤を試してみてはどうでしょう？」と治療をお勧めしたところ、ご本人も承諾され、3回目の投与で腫瘍の縮小が認められました。気管の圧迫が取れて呼吸も改善し、傷口も閉じたので、ご本人のご希望もあって、その段階で抗がん剤を中止することにしました。

主治医からは、抗がん剤の継続を勧められましたが、現在は再び自然療法に取り組まれながら、お元気に過ごされています。

また、30代の乳がんの女性は、7・5㎝もの大きな腫瘍がありましたが、抗がん剤の投与と生活習慣の改善、心理カウンセリングなどにより、約1か月半で腫瘍が自然消失しました。そして、その後も元気に過ごされており、その後の抗がん剤治療は行っていません。

私の経験でも、自然療法だけでは、ここまでのスピードでがんが小さく縮小することはありませんでした。若い方の乳がんに対する初回の抗がん剤は、腫瘍縮小効果が認められることも多いので、最初から５cmを超えるような大きな腫瘍で症状が強い場合には、ご本人に強い抵抗感がなければお勧めする場合もあります。

その他にも、がんの増大によって胆管《たんかん》の圧迫があり黄疸《おうだん》（全身の皮膚が黄色くなること）が出ている、血管を圧迫して血流不全や出血がある、神経を圧迫して痛みが強い、などという場合には抗がん剤を上手に使うことも有効であると、現場での実体験を通じても感じています。

ただし、症状の悪化や強い副作用、改善の認められない場合もありうるため、その場合には潔く治療法の見直しを検討することが大切です。

三大療法その② 手術

続いて「手術」についてですが、抗がん剤と同じく、メリット・デメリットを見極めながら、選択していけばよいでしょう。

医療技術の進歩で、内視鏡などで簡単にできる場合もありますし、血管内手術のようなピンポイントで侵襲《しんしゅう》（生体を傷つけること）の少ない手術も可能になってきました。

ただ、予防的にということで、まだがんになっていない臓器まで切除してしまうことや、過剰な範囲のリンパ節切除などは、後遺症のリスクが高くなるので、よく主治医と相談していただきたいと思います。

高齢者に対する大きな手術も、かえって生活の質を落としてしまいかねないので、よく考えたいものです。

手術をする、しないということ自体に関しても、症状の経過を見ながらの見極めが大切です。

手術はしたくないという患者さんも多いのですが、当院では緊急性がない場合には、定期的に検査を行いながら症状が悪くなっていないかを確認して、腫瘍の大きさが縮小・不変の場合には、もう少し経過観察しますが、残念ながら悪化している場合には、手術をお勧めする場合もあります。

また、性格的に手術してしまった方が、心理的な不安やストレスもなくなりすっきりするという方の場合には、患者さんのご希望にそった治療をお勧めするようにしています。

ある乳がんの患者さんは、腫瘍はまだ小さく、自然療法に詳しい家族からは手術を反対されていました。でもご本人は、毎日鏡を見ては「がんが大きくなっているのでは？　転移したらどうしよう？」という不安を強く感じ、眠れないとおっしゃいました。

不安や恐怖、心配や、それらによる睡眠不足は、かえって免疫力を落としてしまいます。そこで、「そこまで不安が強いなら、手術を選択してもよいのではないでしょうか」とお話ししたところ、ご本人の意思で手術を選ばれました。その結果、「精神的にとてもすっきりして、安心して毎日を過ごしています」と、今もお元気に過ごされています。

このように、物理的、あるいは精神的な状況によっては、手術も選択肢の一つだと私は考えています。

ただし、術後の副作用を回避するためには、術後の過ごし方がとても大切になるため、当院では手術を受けられた方には必ず、副作用が起こりにくいような生活指導をさせていただいています。

術前も含めて、この生活指導のみを求めて、当院の医療カウンセリングに来られる方も多くおられます。

三大療法その③ 放射線療法

日本では欧米に比べて放射線科の医師が少ないせいか、放射線治療の症例数が少ないとされています。しかし、設備や技術でいうと、日本の放射線治療の現状は世界に劣っているとは言えません。

もちろん、過剰な治療や検査には副作用がありますが、手術や抗がん剤に比べて、体に感じる副作用が少ない点もメリットと言えるでしょう。開頭手術が難しい脳腫瘍や脳転移などにも、γ－ナイフ治療（ガンマナイフ治療：約200本のガンマ線ビームを、虫めがねの焦点のように病巣部に集中的に照射する治療法）など、近年の最新技術によって有効な場合が多くあります。

最近では、日本でも、既存の放射線治療以外に重粒子線療法や陽子線治療などの新しい治療法が出てきています。上手くいけば、がん細胞だけを上手に消せる場合もあります。

国内でも、がんの全身転移を公表されていた故・樹木希林さんが放射線療法のみでケアされ、お元気で過ごされていたことなどが知られています。また、有名な経営コンサルタントの福島正伸先生が、御著書『37の病院・医師をまわり僕はがんを治した』（WAVE出版）の中で、不治と言われたがんが、陽子線治療で寛解に至った過程を著されています。

ただし、これもがんの種類やステージによって適応が異なりますし、使用できる回数にも限りがあるため、専門医にご相談されることをお勧めします。

もちろん、副作用に対する対策も必要です。

西洋医学的ながん治療の捉え方

ここで、私がよく診察中にお話しするたとえ話をご紹介したいと思います。受け止め方によっては少し誤解を受けるかもしれない内容なのですが、ほとんどの方から「非常に分かりやすいたとえ話だ」とおっしゃっていただきますので、思い切ってお話しさせていただきますね。

私はよく、西洋医学的ながん治療を「ゴキブリ退治」にたとえてお話しします。ここが一番誤解の生じやすいところなのですが、私は決して「がん＝ゴキブリ」ということで、がんを汚いものや醜いものだと言いたいのではありません。あくまでも分かりやすいたとえ話としてお話ししているということを、ご理解いただければと思います。

よく、家の中に1匹でもゴキブリが見つかれば、その家には相当数のゴキブリがいるということになるという話を聞きますね。
がん細胞もこれと同じで、体調が悪くなり1ヶ所でも発見されたということは、体全体のバランスを考えれば体中のどこかに、場合によっては複数の場所に散らばっていても何ら不思議ではありません。

そこで、とりあえず、特定の商品名を出してしまって恐縮ですが、「バルサンを焚いてしまえ」というのが、抗がん剤治療にあたります。バルサンのように家全体に殺虫成分を行き渡らせれば、確実にゴキブリの数は減らせます。
ただ、それによって家中のゴキブリが死ぬとは限りませんし、全滅させようと大量に使用すると、肝心の住民に健康被害が出てしまいます。したがって、抗がん剤を使用するのは、ここぞという時、必要な量にとどめておくことが大切なのです。

次に、ゴキブリが冷蔵庫の下にいるから、「冷蔵庫取っちゃえ」、ベッドの下にいるから、「ベッド捨てちゃえ」と、ゴキブリのいそうな場所の家具を処分していくのが手術です。

ある程度まではいいのですが、処分しすぎてしまうと非常に不便になり、生活しづらくなりますから、処分は最小限にしておかなければなりません。

さらに、ゴキブリを火炎放射器で焼き殺してしまおうというのが放射線療法です。これはなかなか物騒で、火を使いすぎると家が焦げてしまったり、ひどくなると火事になってしまったりします。こちらも必要な場合を見極めないといけません。

結局いずれの方法も、ゴキブリの数を減らすことはできますが、完全にいなくすることはできないし、かといってやりすぎると、家や住民を傷つけてしまうということになりますね。

それでは、根本的にゴキブリを退治するには、一体どうすれば良いのでしょうか？

その答えは、家の掃除をしっかりすることに尽きます。餌《えさ》となる余分な食べ物をきちんと処理し清潔にして、湿度を減らし、ゴキブリが住めない、増えないような環境を作っていくことです。

そして、これを体の問題に戻すと、がんが活動できないように、きれいな血液と血流を作ることになります。

不愉快に思われた方もいらっしゃるかもしれませんが、お伝えしたいポイントは、三大療法のような過激な処置は必要最小限にしながら、同時に体の中をきれいにしていくことが大切だということです。

基本的に、西洋医学的な治療のほとんどは、対症療法による「時間稼ぎ」だと考えてよいと思います。西洋医学的な治療で症状を抑え、時間を稼いでいる間に、自分自身の生活習慣を改善し、質の良い血液を作り、それをしっかりと巡らせることのできる体を作るということです。

このように、**三大療法については、その特徴を知って使い時、止め時をしっかりと**

見極めることが何より大切です。

ところが、現在の日本のがん医療の現場では、がんの告知の際は、往々にして病院側のスケジュールによって、検査や治療のスケジュールがあらかじめ決められており、ショックを受けてパニックになって、冷静さを欠いている状態のまま、治療の選択を迫られることになります。

また、患者数が多く、あまりゆっくりと説明できないということもあるのかもしれませんが、やや強く自分の勧める治療を受けるよう説得する医師も少なくないようです。

実際に、当院に来られる患者さんの中には、がんの宣告を受けてパニックになっている間に、専門用語で説明をされて結局何を言われたのか全然分からなかったという方もいらっしゃいます。

告知を受けた際に、今の自分には冷静な判断ができないと思った時には、勇気がいることだとは思いますが、「家族と相談したいから時間がほしい」あるいは、「セカンドオピニオンを受けたい（他の医師にも相談したい）」という旨を遠慮することなく伝え、ある程度時間をかけて情報収集をしてから、判断されることをお勧めします。

ちょっと脱線　その2　Dr.三浦、クリニックを開業する

さて、がんの三大療法を学び終わったところで、医学用語も多く出てきて皆さんお疲れになったことでしょうし、脱線の続きをお話しするとしましょう。

たしか、文系志望だったのが2年も浪人してしまった後ろめたさから、母の希望に従って私大の医学部に潜り込んだというところまでお話ししましたね。

当然ながら大学での成績は低空飛行続きでしたが、それでもなんとか進級することはできて、医学部の後半、就職先を選ばなければならない時期が近づいてきました。私の大学時代はラグビー三昧で、何度も怪我をして、入院生活やかなり長期間のリハビリ通いを経験しました。そのため、当初はおぼろげながらスポーツドクターを目指して整形外科医になろうと思っていました。

ところが、そんな時期に生まれてきた甥っ子が、１３００グラムの極小未熟児だっ

たのです。私にとっては初めての甥っ子で、とても可愛く思い、出生直後しばらく入院することになった未熟児センターに、たびたび見舞いに通いました。
小さな体にたくさんの点滴チューブが入り、固定用のギブスが巻かれているという何とも可哀想な状況のうえ、新生児の黄疸治療のため、目隠しがされていて顔を見ることもできません。

そんな彼が元気になるにはどうしたら良いのかを自分なりに調べたり、大学で習っている先生方に聞いたりしているうちに、やがて小児科に興味を持ち始めました。
その後、しばらくして父が肺がんになったことをきっかけに、呼吸器科に進むことも考えたのですが、特定の臓器だけでなくて体全体を診る医師になりたいと考え、最終的には小児科を選択したのです。

こうして意欲に燃えてとある大学病院に就職したものの、やはりそこは大組織で、国が決めた保険制度や薬剤の使用法、看護のあり方など、現場では自分の思う治療とのギャップを強く感じました。元々がひねくれたジャーナリスト志望だったので（笑）、職場でも嫌なところにばかり目が行ってしまうのです。

今は関わっていないので分かりませんし、もちろんすべてがそうだというわけではありませんが、当時よく目にしたのは、製薬会社や関連業者との癒着的な付き合いや不必要な接待。医局内の医師同士の権力争い、看護師との立場の違いによる対立など、およそ患者さんの治療には関係のないことばかりでした。

そういう状況に違和感を覚えていたところで父が亡くなり、それを機に大学病院を退職し、しばらくはフリーランスの医師として、非常勤の仕事ばかりしていました。変わったところでは、神戸からオーストラリアに行く海外航路の船医や、北海道・旭川での勤務なども経験しましたね。

そうしながら、西洋医学の医療現場では自分のやりたい医療はできないと思いつつも、やはりなんとか人を本当に健康にする方法はないものかと、仕事の合間にたくさんのことを学びました。

整体やツボ療法、オステオパシー、簡単な鍼灸《しんきゅう》や東洋医学、食事療法やヒーリング、心理療法や催眠療法、アロマセラピーやフラワーエッセンス等々……。

これと思うセミナーに通っては、とにかく実践するという日々でした。場合によっては海外まで学びに行くこともあって、今思えば、かけた時間や費用は、かなりのものになると思います。

そんな生活を送っているうちに、食事指導をメインにしている団体から、顧問になってほしいとの依頼が舞い込んだのです。断る理由もなかったので引き受けたのですが、ほどなくその団体の代表が一身上の都合で事業が続けられないとのことで、なんと急きょ、その団体を引き継ぐことになったのです。それが今も運営している、クリニックとは別の「自然医食デザイン」という会社の母体です。

私は会社を維持するために事務所を借り、しばらくはそこで健康セミナー、料理教室、食材の通販、ヨガ教室の運営、個人健康相談やセラピーの個人セッション、往診などを行うことにしました。

常々、「今の病院での2時間待ちの3分診療で、大きな病気が根本的に治るわけがない」と考えていたので、個人セッションには少なくとも1時間、長いときには2時間くらいかけて、診察や治療を行いました。

往診で患者さんの家にお邪魔する際には、ご希望があれば治療用のベッドや圧力釜なども持ち込み、その家の台所で料理まで教えていたので、長いときは4時間くらい滞在したこともあります。

そうしてみて分かったのは、長時間しっかりと関わらせていただくと、こちらも患者さんの病気の原因がよく分かりますし、何より不思議なことに、かなりの方の症状が良くなるということでした。

実際、この時期には、がんが消えて寛解に至ったという方が非常にたくさんおられました。やがて、この話が広まって、病院でもない事務所に、重病や難病の方がたくさんご相談に来られるようになったのです。

ただ、自然療法を望まれる方は、あまり積極的に病院にかかっていない場合が多く、病状がきちんと分からないというのが悩みの種でした。

病状が分からないと、的確なアドバイスができませんし治療の効果も分かりません。そこで、病院を紹介して検査を受けていただくのですが、医者といえども医療機関ではない私のところには結果が知らされず、これでは何のために検査を受けていただいているのか分からないという状態でした。

そんな状況にもかかわらず、がんをはじめ、重病の方からのご相談はますます増えて、この状況をどうしたものかと考えていたところ、クリニックを共同経営する話が持ち上がり、それを機に２００９年８月に現在のクリニックを開業することになったのです。

私としては、それまでのカウンセリングと手技的なセラピーに加えて、簡単な検査や、他院への紹介さえできれば良いと考えての開業でした。

ですから、開院当初は診察室に机とベッドがあるだけの状態で、スタッフも受付一人だけ。看護師もおらず、開業後約2年間は、血液検査のための採血や点滴もすべて一人で行っていました。

しかし、やがて患者数が増えてきたことと、たまたま同じフロアの隣にあった企業が引越しされたためにクリニックを拡張することになり、今の設備やスタッフの体制になったというわけです。

現在の看護師やスタッフは、私のこのような背景を深く理解したうえでサポートしてくれているので、非常に心強く感じています。

患者さんに対して、丁寧に親身に対応してくれますし、想いの大切さや、後述するエネルギーヒーリングの効果も理解しているので、患者さんには見えないところで、点滴のボトルキャップ一つずつに「ありがとう」という言葉を書いてくれたり、ごく自然なこととして、患者さんの症状改善を祈ったりしてくれているのです。

これらは一見、荒唐無稽とも思われる地味な作業ですが、故・江本勝先生の『水からの伝言』という御著書に記されているように、かける言葉や祈りで、水の分子構造が変わる可能性があります。体内の水分が60〜70％を占める私たち人間にとっては、それらがとても大切なことだと思えます。

このように、まだまだ十分とは言えませんが、当院では目に見える治療法や接遇態度はもちろん、「祈り」や「想い」「言葉」「イメージ」といった量子力学・量子医療でいう、波動的な目に見えない部分も大切にしようと心がけています。

現在は、クリニックでの診察、セルフケア普及のためにセミナーや講演会を開催する傍ら、自身の学びも相変わらず続ける日々を送っています（診察等のスケジュールについては、みうらクリニックのサイトをご参照ください）。

第2章

がんとの付き合い方
心と病の関係を知る

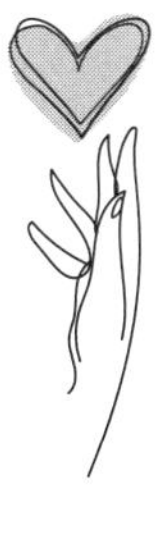

✿心理的ながんとの付き合い方

ここまで、がんの正体と、現在のがん治療の主流となっている三大療法について学んできました。

おぼろげだったがんという病気や、一般的な病院で行われることがはっきりしましたね。

では、ここでひとつご質問をさせていただきます。

あなたはご自身が、あるいは家族や友人ががんだと分かった時、どのような気持ちになりましたか?

「そんな経験一度もないよ」という方は、今の日本にはほぼいらっしゃらないだろうと思います。

そして、その時のあなたは、今までにないほど死を身近に感じ、言いようのない恐怖や不安に襲われたのではないでしょうか。

国立がん研究センターの研究チームが男女約10万3000人を追跡調査した結果によると、**がんと告知された人が1年以内に自殺するリスクは、なんと健康な人の約24倍にもなる**とされています。

この数字は、がん告知が、いかに精神的なダメージをもたらすかを如実に表しているると言えるでしょう。がん患者の多くがうつ状態となり、その影響が症状の改善を遅らせているという報告もたくさんあります。

統合医療を目指す当院の治療法が一般的な病院と大きく違うところは、**まずは心の問題の整理と、生活習慣の見直し**から始めていくという点です。

症状のみを診る西洋医学的な「対症療法」ではなく、根本的な病気の原因やその意味を、患者さんと共に見つめなおしていくというアプローチを大切にしているのです。

さらには、「命とは何か？」「我々が生きて行く意味とは？」「何のためにこの病気を治さないといけないのか？」といった、現代医学ではあまり触れないようなお話もたくさんさせていただきます。

そのため、患者さんからは度々、『先生と話していると、病院に来て医者と話しているというよりは、お寺に来てお坊さんと話しているみたい』と言われるほどです。

こういったお話を大切にするのは、**がんとうまく付き合い、がんを乗り越えていくには、まずこの心の問題を整理し、クリアしていくことが何より大切**だと考えているからです。

私は、実際にがんを受け入れ、乗り越えて幸せに生活されている方をたくさん見てきていますが、その方々の共通した特徴は、治療法の選択もさることながら、「がんと言われたら、もう長く生きられないのではないか」という心理的なブロックを、上手く外していくことができていったというところだと思うのです。

本章でご紹介していく、心理的ながんとの向き合い方や、心と病気との関係についての情報は、この心理的なブロックを外すために大変重要なテーマだと私は思っています。

ところが、残念ながら現在の一般的な医療現場では、このことについて詳しく説明してくれる医師はあまりいないようです。一般的な内科医は、心のケアに関して専門的に学んでいないため、「がんと言われたら落ち込むのは当たり前だろう」という程度の認識で、現実的なケアをどのように行えばよいのかを知らないのです。

最近では「精神腫瘍内科」という、がん患者に特化した心療科を持つ病院も出てきているようですが、まだ微々たる数です。

私は初めて来院された患者さんやご家族とは、ある程度の時間をかけてお話しさせていただくようにしているのですが、前医から言われた一言がドクターハラスメントとなって、患者さんやご家族をひどく傷つけているという現実を数多くお聞きしてきました。

中には、耳を疑うようなセリフを言われたという患者さんに出会って、同じ医師として本当に申し訳なく思ったり、限られたカウンセリング時間のほとんどを、前医へのクレームに費やす方もおられます。

このような実際の経験からも、患者側、治療側がともに病気と心の関係、感情と自律神経の関係やその整え方などを学んでいくことが、医療現場の急務だと思っています。

がんを告知されてからの心の動き

それではまず、実際にがんを告知されてからそれに適応・受容できるまでの、一般的な心の動きを学んでいきましょう。

命についての著作が多い、エリザベス・キューブラー・ロス博士によると、病や死の受容には以下のような４つの段階があるとされています。

■第１段階　否認・隔離

自分や家族ががんだというのは嘘なのではないか、誤診など何かの間違いなのではないかと、突然やってきた現実を受け入れられない段階です。

■第２段階　怒り

なぜ自分や家族ががんにならなければならないのか？　世の中にはもっとひどい生活習慣を送っている人もいるし、自分は特に悪いこともしていない。人よりもかなり健康にも気を使ってきたはずなのに、なぜ自分や家族ががんに？　といった、怒りを感じる段階です。

■第3段階　取引

何か特別な治療法や治療家、時には新興宗教などにすがり、健康になるように取引を試みる段階です。

非常に大切な行為ではあるのですが、ポイントはまだ自分自身が病を受け入れておらず、他人にすがってしまっていることです。人の意見やマスメディアの意見をそのまま受け入れるので、効果がなかったときに自己責任ではなく、人のせいにする傾向があります。

■第4段階　抑うつ

第三段階を経て治癒に向かえばよいのですが、結果が出ないと第四段階の『抑うつ』という状態が現れます。様々な治療を試しているにもかかわらず結果が出ないと、いわゆる「うつ状態」になり、何もする気がなくなってしまうのです。

人から頑張るようにと励まされても、かえって負担に感じたり、できない自分を責めてしまったりと、自己嫌悪が高まる時期もあります。

以上が、多くの方の病や死に直面した時の心の動きとされているのですが、実は最後に**第五段階として、「適応・受容」という段階がある**とされています。

しかし、なかなか完全にこの段階に達することは難しく、最後まで揺れ動く心とつきあうというのが普通です。**「適応・受容」を目標地点に置いてしまうと、難しいがゆえにより心理的に追い詰められる可能性もあり、個人的にはこの状態を完全に目指す必要はない**と感じています。

これらの段階は、実際には必ずしも**順番通りに来るわけではなく、一日の中で様々な感情の中を、行ったり来たりする**方が多いようです。

がんの告知を受けると、他の方は落ち着いているのに、自分だけが複雑な感情を持つというように感じる方が多いようですが、ほとんどの方が同じような感情を持たれますし、ご家族も同じことです。

がんの告知を受けた時には、**あらかじめこのような感情が起こりうるのだということと知っておき、そのような感情が湧いてきても当たり前のことだと捉えて、パニックに陥らないこと**が大切です。このため、当院のカウンセリングの初回でも、多くの方にこのお話をさせていただくようにしています。

また、ご本人とご家族や周囲の人たちとの現実の受け止め方が違い、治療方針に対する意見が分かれることは本当に多いものです。

主治医の意見を聞き、西洋医学的な医療を受けたいご本人と、様々なことを学ばれて自然療法を勧めるご家族のケース、またその反対のケースなど、年齢や環境の違いもあって大きく意見が分かれてしまうことがとても多いのです。

当院では原則として、最終的にはご本人に決めていただくというスタンスを、大切にしています。なぜなら、本人が納得しないまま、やりたくない治療を受けても、自然治癒力が高まることがないからです。

様々な人間関係の中で、自分が望む治療を受けることを諦めざるをえず、納得できないままに、最終的にはあまりよくない結果になってしまった方も、私はたくさん見てきています。

治療法の選択に際しては、あくまでも**ご本人の意思を尊重し、無理強いしない方が良い結果が出る傾向にある**ようです。

ストレスと自律神経の関係

ストレスが健康に悪影響を与えるということは、誰でもご存じだと思います。

では、なぜストレスが体に悪いのでしょうか？

それは、私たちがストレスを感じると自律神経に影響を与え、それによって生じる自律神経の乱れが長期間に及ぶと、やがて「病気」という症状になって現れてくるからです。

「自ら律する」という文字のとおり、**自律神経とは、私たちが意識していなくても常に働いてくれている、生命現象をつかさどる大切な神経のこと**です。

具体的には、心臓を動かすこと、消化や吸収、排泄、呼吸、睡眠、血圧や体温の調節、ホルモンバランスの維持などを行っています。自律神経は基本的には背骨の椎骨《ついこつ》と椎骨の間から出て、すべての臓器に分布しています（図1）。

私たちの**体がストレスを感じると、この自律神経が乱れ、そのために様々な病気が引き起こされる**のです。

また、自律神経には肉体的・精神的に緊張をもたらす交感神経と、リラックスをもたらす副交感神経があり、これが車のアクセルとブレーキのような均衡状態を保ちながら、私たちの健康状態を維持しています（図2）。これがバランスを崩すことにより、

■ 図１　自律神経の分布

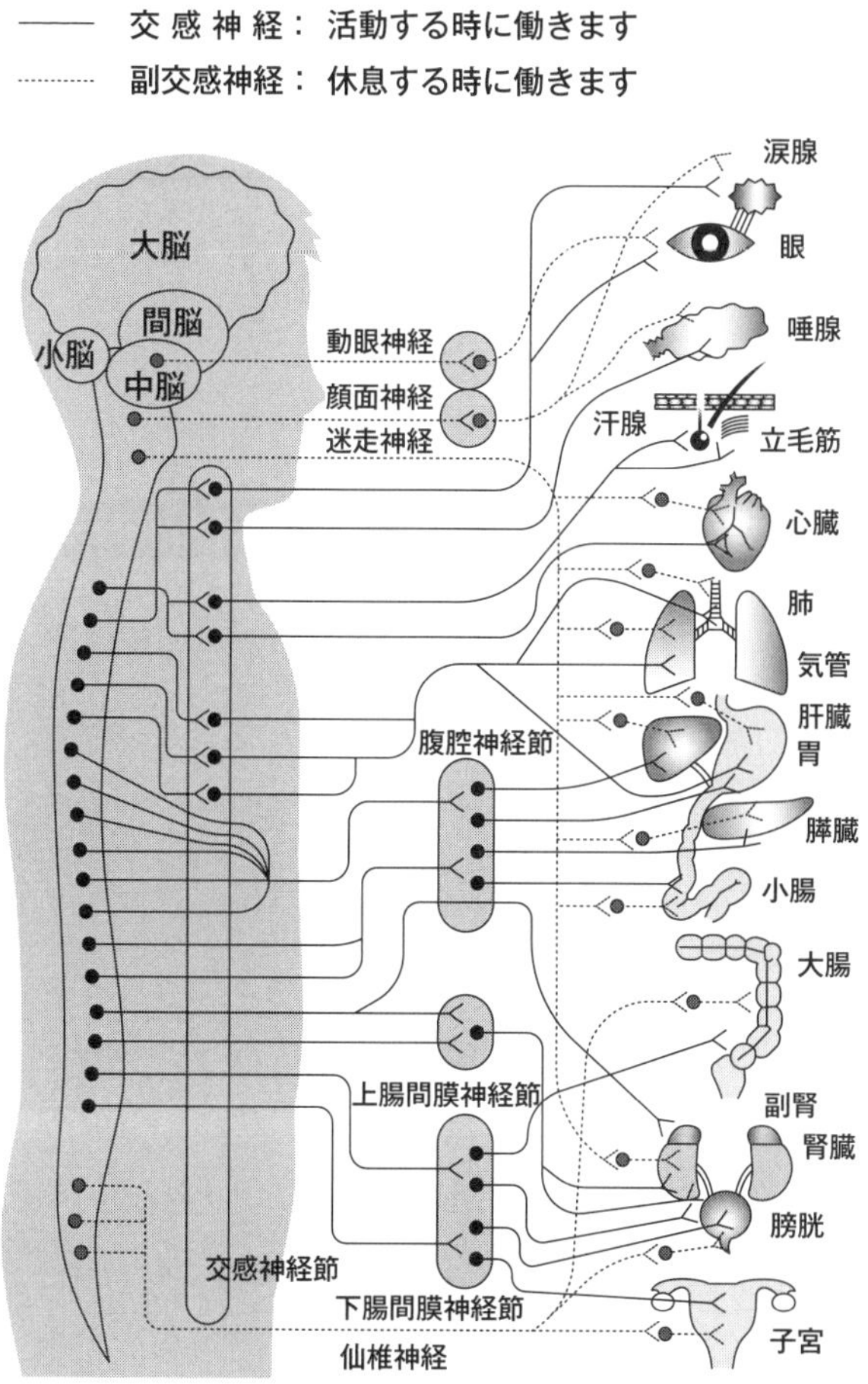
交感神経：活動する時に働きます
副交感神経：休息する時に働きます
大脳
間脳
小脳
中脳
動眼神経
顔面神経
迷走神経
涙腺
眼
唾腺
汗腺
立毛筋
心臓
肺
気管
肝臓
胃
腹腔神経節
膵臓
小腸
大腸
上腸間膜神経節
副腎
腎臓
膀胱
交感神経節
下腸間膜神経節
子宮
仙椎神経

われわれは様々な病気になってしまうのです。

さらに、自律神経には、臓器を働かせるだけでなく「アドレナリン反射」という大切な働きがあります。

私たちが、まだ野生動物として自然の中で暮らしていた時に、敵と出会った際に必要だった生命の保存のための反応で、別名「戦うか、逃げるかの反応」とも呼ばれています。

たとえば、目の前にトラが現れたとします。命にかかわる緊急事態ですから、自律

■ 図2　自律神経の働き

緊張時		リラックス時
速くする	呼吸	穏やかにする
上昇させる	血圧・血糖	下昇させる
消化液の分泌を抑制する	消化器	消化液の分泌を促進する
ホルモン分泌を乱す	内分泌	ホルモン分泌を安定させる
緊張する	筋肉	弛緩する
活発にする	精神活動	リラックスする
↑		↑
交感神経		副交感神経

神経は「戦うか、逃げるか」にすべての神経を集中させ、アクセルの働きである交感神経を緊張させます。

一時的に食べた物の消化や吸収に使うエネルギーもストップさせ、胃腸や肝臓などの消化器の働きを止め、胃液や腸液といった消化液の分泌も中断させます。子孫を残すためのホルモンの分泌なども、非常事態には必要ないということで、生殖器へのエネルギー供給を減らします。

とにかく「戦うか、逃げるか」という状況なので、すぐに動けるように血圧や心拍数、血糖値を上げ、呼吸も浅く速くなり、滑らないように手足に汗をかくという具合に、まさに臨戦状態となるのです。

やがて、敵を打ち負かしたり、うまく逃げられるなどして危機が去った時に、ようやく緊張が解けて、副交感神経が働きを取り戻し、本来のリラックス・モードに戻ります。そうなってはじめて、全身の臓器へのエネルギー供給が正常に戻り、健康状態を維持することができるようになるのです。

現代の日本に住む私たちがトラと出会うことはまずありませんが、このアドレナリン反射が起こっている状態は、実はいわゆる現代人が緊張している時と同じ状態なのです。

自律神経をつかさどっている脳は、脳幹と言われる部分にあります。これは別名「爬虫類脳」とも呼ばれ、爬虫類以上に進化した動物が持っている原始的な古い脳です（図3）。

私たち人間には、この原始的な脳の上に思考を司る大脳があるのですが、この脳幹と大脳がつながっているため、大脳がストレスを感じると脳幹にもそれが伝わり、古い脳もストレスを感じてしまいます。

つまり、私たちが感情や思考として大脳でストレスを感じても、古い脳は「トラが出た！」と感じてしまい、その都度、交感神経が過剰に働いてしまうのです。

■ 図3　脳幹と大脳

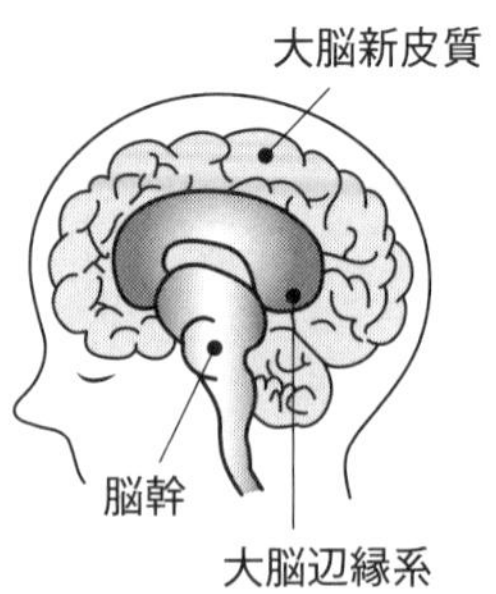

そして、この状態が長く続くと、前述のとおり消化機能、ホルモンバランス、呼吸、体温、血圧や血糖値の調整などに支障をきたすため、結果として様々な病気の原因となってしまいます。**ストレスが体に悪いと言われる原因は、この感情と自律神経の関係から、全身の臓器の働きに悪影響を与えてしまうから**なのです。

健康を維持・回復させるには、まずこういった脳のシステムをしっかり理解し、少しでもストレスを減らしたり、ストレスを感じても体に悪影響を与えない方法を知ることが大切です。

脳の仕組みを知る

ここまで、ストレスと自律神経の関係についてお話ししてきましたが、このストレスを感じる機能は脳にあるといわれています。ストレスは健康に大きな影響を及ぼすものですから、この脳のストレスを感じる機能によって病気がつくられているとも言えます。

しかし、この脳の機能を知ることにより、逆にストレスを減らし、自律神経の働きを整えることもできるので、ここではその仕組みについて触れてみたいと思います。

①時系列が理解できない

脳はイメージ力が豊富で、しかも時系列が理解できないという特性があります。

近年では、このイメージによって現実を引き寄せることができるという、いわゆる「引き寄せの法則」のお話がよく聞かれるようになりましたが、この特性は使い方によっては負の作用をもたらしてしまいかねない、いわゆる諸刃《もろは》の剣のようなものなのです。

最も危険なのは、時系列にかかわらず「負＝ネガティブ」なイメージを持つことです。過去に起きた嫌な出来事を思い出しても、まだ起こっていない将来の不安をイメージしても、脳は今現在、目の前で起こっている出来事と理解し、現実に起こった事と同じようなストレス反応を起こしてしまうのです。

過去に起きた嫌な出来事をいつまでも引きずったり、過度に未来の不安をイメージしすぎると、自律神経が乱れ免疫力が落ちてしまいます。

よく言われることですが、**今に意識を集中し、過去や未来に引きずられない**ことが大切です。実は、本書でお伝えしていることはすべて、そのための情報と言っても過言ではありません。

②脳は2つのことを同時にイメージできない

脳の機能として、同時に2つのことがイメージできないということがあります。つまり、**「今」しか意識できない**のです。ですから、**心にネガティブな思いが出てきた時には、それに気づいて思いを切り替える習慣を持つ**ようにしましょう。

これを心理学では「儀式」とも言うのですが、ネガティブな感情が出てきた際には「今に集中する」「楽しいことをイメージする」「好きな音楽を聞いたり、好きな趣味などを行う」「話して楽になる人と話す」「好きな場所に行く」「カラオケなどに行って歌う」「深呼吸をする」「お経や祝詞などをあげる」、といった感情や行動の切り替えが有効です。

また、この切り替えにあたっては、ネガティブな考えが出てきたこと自体を「悪いこと」だと裁くのではなく、「そんな想いも自分の中にはあるんだな」と認めて、客観的に見ていくこともとても重要です。

③ 脳は善悪の区別がつかない・否定語が理解できない

脳は否定語が理解できません。

心理学のワークでよく使われる話なのですが、「ピンクの象を絶対にイメージしないでください」と言われると、いかがでしょうか。具体的なイメージは伴わなくても、ピンクの象をイメージしてしまいませんか？

文章の後半にある「〜しないでください」を聞く前に、「ピンクの象」という情報が、脳にインプットされてしまうのです。

そして、①でお伝えしたとおり、イメージしてしまったものは引き寄せられてしまいます。もし、この特徴を知らずに「病気にならないように」「これ以上、病気が悪化しないように」「痛みが取れますように」などというセリフを繰り返していたら、脳は「病気」や「症状の悪化」「痛み」をイメージし、それを引き寄せてしまうのです。

したがって、様々なイメージやアファーメーション（願望を「〜なっている」というように断定して繰り返し唱えることで、潜在意識に働きかけ、変化や成長を具現化する手法）を行う際には、**まず肯定的な言葉を持ってくる**ことが大切です。

具体的には「健康になる」「元気になる」「笑う・楽しむ」などを入れることがコツとなるでしょう。

脳イメージの世界は**「認めるものが現れて、見つめるものが拡大する」**という法則があります。「この病気は治らない」と認めると現実になってしまいますし、それに対して不安のエネルギーを送り続けると、その現実が拡大されてしまうのです。

言葉の力を利用し、良い意味で上手く脳をだまし、免疫力を上げることは、非常に大切なことです。

ストレスはどこからやってくるのか？

過剰なストレスが自律神経に影響を与え、健康を害することは先ほどお話ししたとおりですが、では、そもそもストレスとは、どこからくるのでしょうか？

まず、ストレスには２種類あります。

一つは外的、つまり物理的ストレスです。暑い・寒いといった気候条件や、寝不足、働きすぎ、過度な飲酒や喫煙、食べ過ぎや食品添加物の過剰摂取、事故や震災にあうなどの外的要因によるものです。

そして、もう一つが内的な心理的ストレスです。心理的ストレスには個人差が大きく認められます。この大きな原因は、**その人が生活してきた背景にある「考え方のくせ」や「信念」「思い込み」などが影響**することにあります。

また、個人的な信条だけでなく、日本人としての共通意識や、時代による通念も大きく影響しています。

諺《ことわざ》にも「三つ子の魂、百まで」とあるように、心理学的にも5～6歳くらいまでに、人格や考え方のくせが形成されると言われています。

良い意味でも悪い意味でも、私たちは小さいときに両親をはじめ、周りの人たちから言われたことが無意識（潜在意識）の中に刷り込まれており、その考え方のくせが出来上がっているのです。

たとえば、「男の子だから泣くな」「女の子はおしとやかであるべき」「お兄ちゃんだから我慢しろ」というようなことですね。

こういった考え方を「交流分析」という心理学において、グールディング夫妻が臨床的に研究され、以下のような無意識に働く「13の禁止令」や、そうするならば存在を許可するという「5つの拮抗《きっこう》禁止令」という形でまとめています。

実は私たちはこれに沿って、幼少期にはすでに、自分自身の人生脚本を形成していると言われているのです。

■13の禁止令

①存在するな
②成長するな
③自分の性であるな
④子供であるな
⑤重要であるな
⑥成功するな
⑦所属するな
⑧健康であるな
⑨親しくするな
⑩感じるな
⑪考えるな
⑫実行するな
⑬欲しがるな

■5つの拮抗禁止令

①完璧にしろ
②満足させろ
③努力しろ
④強くなれ
⑤急げ

私たちは、周りから与えられた影響によって、無意識にこのような概念に縛られ、人格を形成していきます。そして、大人になってからも様々なことに対して、この**自分自身で形成した思考に縛り付けられてストレスを感じている**のです。

このような感情が、無意識にストレスの原因となっていることを知り、少しずつ、考え方の枠を広げていくことが大切です。

病気になった際にもこの思考は強く働いており、人に迷惑をかけてはいけないという思いから医療従事者や家族に甘えられない、心配をかけてはいけないと痛みや苦しみを隠す、様々な健康法を完璧にこなそうと苦しむ等、様々な脚本パターンとなって現れます。

ここで、**そもそものパターンが病気の原因の一つかもしれないという意識を持ち、自分の人生脚本を書き換えていくことが大切**です。大ベストセラーとなった『嫌われる勇気』（ダイヤモンド社）にあるアドラー心理学のように、**たとえ人に嫌われても自分の生きたい人生を生きる**という考え方も、時には大切です。

違った側面から見てみると、東洋医学の陰陽五行説においても、臓器と感情の関係が古くから説かれています。

肝臓・胆嚢《たんのう》系の経絡《けいらく》に属する臓器の不調は「怒り」が原因。心臓・小腸系は「喜び過ぎ」、胃・脾臓《ひぞう》（膵臓《すいぞう》も含む）は過度の「思いわずらい」、肺・大腸系は「悲しみ」、腎臓《じんぞう》・膀胱《ぼうこう》系は「ショック・恐怖心」等が病の背景にあるとされています。

感情が臓器に与えている影響を知ることで、ご自身の症状と感情を見つめなおすことができればよいですね。

ストレスへの具体的な対処法

ストレスと体の関係、ストレスが発生する仕組みについてお話ししましたが、ここからは具体的にそれらにどう対処すればよいかについてお伝えしたいと思います。

■呼吸を意識する

近年、「マインドフルネス瞑想」という、腹式呼吸を使った瞑想法がブームになっています。グーグルなどの外資系の企業が取り入れているということで話題になり、生産性が上がる、ストレスが減るなどの効果があるということで、今では広く一般の方でもトライされる方が増えていますが、元は「禅」の呼吸瞑想法の一種だとも言われています。

ストレスを感じた際には、何はともあれ、まずはしっかりと深く大きな深呼吸をすることが大切です。ストレスを感じると、自律神経の交感神経が優位になります。この状態では呼吸が浅く、速くなってしまうのです。

前述のとおり、自律神経は私たちの消化機能や心臓の拍動、ホルモン分泌などを無意識のうちに支配し、コントロールしてくれているのですが、唯一、意識でも無意識でもコントロールできる臓器が肺です。つまり、**呼吸という機能は意識と無意識の掛け橋になる**のです。

ゆったりとした呼吸を行うことで、ストレスから過剰に反応している交感神経の働きを鎮め、リラックスさせる副交感神経を優位にすることが大切です。

■脳の性質を利用する

座禅の際には「数息観《すそくかん》」といって、呼吸をしながら呼吸の数を数えるという行為を行います。これは「脳は同時に２つのことを考えられない」という特性を利用し、数を数えることで雑念が浮かばないようにしているのです。眠れない時に、「羊が１匹、羊が２匹……」と数えるのと同じ行為ですね。

さらに、**雑念の多くは、過去に起きたことを思い出したり、これから起こるかもしれないことを想像したりすることのよう**です。ここで、もしその内容によって起こる感情が不安・恐怖・心配などだとすると、これは大問題です。

繰り返しになりますが、**脳は現在・過去・未来が認識できず、過去にあった出来事も、未来のことも、イメージしてしまえば、脳は今起こっているのと同じだという認識をしてしまう**のです。

つまり、先にお話ししたトラの例で言うと、何年か前にトラに出会った時の恐怖を思い出しても、明日もしトラに出会ったらどうしようという不安を感じても、脳は現在、目の前にトラがいるのと同じ反応をしてしまうということです。

それと同様に、がんという病気になって、過去にあった辛い経験のことや、「病気が悪くなったらどうしよう?」といった将来への不安・心配・恐怖をイメージしすぎると、脳はそれらを、すでに起きている出来事として反応をしてしまい、その結果、自律神経に悪影響を与えてしまうのです。

さらに、脳には「善悪の区別がない」という特性もあるので、良いイメージであれ悪いイメージであれ、イメージすればするほど「引き寄せの法則」が働いて、その現実が近づいてきてしまいます。

したがって、**過去や未来の出来事に対する否定的なイメージが出てきた際には、なるべくいったんその思考を止め、常に「今、ここを意識する」という行動が大切**です。

具体的には、**今感じている体の五感に集中する**とよいでしょう。

先ほどあげた、深い呼吸を意識するということの他に、いま自分が触れているものの感触や、目の前に見えているもの、匂い、聞こえてくる音などに意識を向け、感じるようにしてみます。

匂いや音などは、意識を介さずに直接脳に刺激が行くため、アロマセラピーや様々な音楽療法なども有効な手段のひとつです。

■姿勢・視線を変える

病気や悩みのある方は、その表情や態度で何となくそれが分かることがあります。これは、**思考と体がつながっている**からであり、この関係を逆に利用するセラピーもたくさんあります。

たとえば、アメリカのある論文では、うつ病患者にむち打ちになった時に使う首のコルセットをつけ、下を向けなくしたところ、多くの患者に症状の改善が見られたというのです。

また、眼球運動と感情の関係も、最近の研究で明らかになってきており、ＰＴＳＤ（心的外傷後ストレス障害）やトラウマ治療に幅広く有効な、ＥＭＤＲ（Eye Movement Desensitization and Reprocessing）という手法が注目を浴びています。

これは、ベトナム戦争で捕虜になり拷問を受けた戦士のトラウマの除去や、性的犯罪の被害者のトラウマの軽減などのために開発されたと言われています。

これらの手法を組み合わせて、否定的な思考が浮かんできた際の対処法として、**胸を張って視線を上げ、眼球を動かしてみる**ことをセミナーなどではお勧めしています。眼球を動かす方法としては、指先で8の字（無限大のマーク）を描き、それを視線で追いかけます。難しいようであれば、単純に左右に動かすだけでもよいでしょう。あまり長くやると副作用もあるので、数秒で十分です。

なお、この方法は専門的なセラピーではないので、具体的に取り入れたい場合には、専門家の指導を受けるようにしてください。

■がんに対する考え方の枠をひろげる

ここまで、心理的ストレスについてお話ししてきましたが、やはり最後は冒頭にも述べたとおり、**がんという病気に対するイメージを変えていく**必要があります。

がんは2人に1人がなり、5人に1人ががんで亡くなると言われていますが、この数字を見ても、がんになったからと言って必ずしもがんで、しかも短期間で亡くなるということではありません。

実際に、最近ではがん患者の60%以上が、5年以上の生存率があると言われています。

また、西洋医学の治療だけを見れば、手術・抗がん剤・放射線療法といった三大療法しか選択肢がないということになりますが、代替医療や自然療法にはたくさんの治療法があります。仮に**病院の医師から治療法がない、治癒の確率が低いと言われても、できることはまだまだある**のです。

さらに、当院や私の知人には、末期がんと宣告されながら、数年たってもお元気に過ごされている、いわゆる「がん・サバイバー」と呼ばれる方もたくさんおられます。

ただただ怖いと思いがちながんですが、きちんと調べていけば腫瘍が消えるなどの寛解状態になっている方や、長期間、がんと共存されている方もおられるのです。

今まで「トラ」だと思って怖がってきた現実が、実はよく見ると「ネコ」だったというような認識の変化も起こってきます。こうなると、余計なストレスも感じなくて済みますね。

要するに、**がん患者であるかどうかにかかわらず、見えない将来の敵（不安・心配・恐怖）を恐れすぎることなく、今できることに集中し、今日一日を楽しく生き切るということの積み重ねが、人生においては何よりも大切**だということです。

ちょっと脱線　その3　命の重みを感じる

私はどうも、一般の医師とは少し異なる分野の学びを、かなりたくさん行ってきているようです。

では、そのきっかけは何かというと、それはやはり先ほどの脱線で少しお話しした、父を肺がんで亡くしたという経験になると思います。

父にがんが見つかったのは、1994年の秋でした。毎年、健康診断を受けていたのですが、30年以上前からあった肺結核の痕《あと》が、レントゲン上、少し大きくなっているとの指摘を受けて、気管支鏡による組織検査を行ったところ、結果は右肺の腺《せん》がんという診断だったのです。

ただ、その後にいくつかの画像検査を行った結果、左の肺にも少し怪しい影があるという話になりました。もし、この左の肺の影ががんであれば、転移とみなされて手術は不可能。がんでなければ、右の肺だけ手術で摘出すればよいということになりましたが、20年以上前なので、民間病院ではPET検査（詳細は後述します）も現在のような精密な検査もできず、主治医からは判断が非常に困難だと告げられました。

そして、当時医学部の5回生だった私に、学んでいる大学病院の呼吸器科の専門医に相談してはどうかと、なんとすべての資料が手渡されたのです。


そこで、私はまず、自分が通う医学部の呼吸器科へ相談に行きました。結果は、前医と同じく「よくわからない」というもので、別の大学病院の専門医を紹介されました。しかし、次に相談した医師も「よくわからない」という答えで、また次の専門医を紹介され、結局5件もの名医と言われる医師を訪ねましたが、結果はすべて不明とのことでした。

当初私は、たとえがんという病気であっても、授業で習った通りに適切な検査をしてきちんと治療すれば、簡単に治るのではないかと考えていたのですが、ふたを開けてみれば検査ですら分からないことだらけでした。

結局、左の肺の影は、「診断の確定はできないが、おそらくがんであろう」という、非常にあやふやな結末になり、結局父の手術は不可能という判断に至ったのです。

実のところ、父自身も経験の豊富な産婦人科医でした。それにもかかわらず父も、そして有名な医師たちも、実際の治療現場は分からないことだらけであるということに、私は愕然としました。

そして同時に、父はこの先一体何を指標に治療していくのだろうという不安がふつふつと湧いてきたのです。

肺がんには細胞のタイプにより、いくつかの種類があります。父の「腺がん」という種類のがんは、当時は抗がん剤が効きにくいがんとされていましたが、他に治療法がないということで、父は自身の意思で抗がん剤治療を選択しました。

そして、いよいよ入院しての抗がん剤治療が始まりました。当時の抗がん剤の内容は、私自身がまだ学生だったため詳細は不明なのですが、今思うとかなり強めのものだったと思われます。

がんとはいえ、入院前日まで元気にゴルフにも行っていた父が、みるみる痩せて体力が落ち、激しい嘔吐、脱毛などが始まりました。教科書的に知っていたとはいえ、いざ肉親にこんなスピードでここまでの症状が出ると、恥ずかしながら本当に驚きました。

やがて、体力の低下と共に反対側の肺だけではなく骨にも転移が起こり、さらなる抗がん剤治療が行われました。当然痛みもどんどんひどくなり、一般的な鎮痛剤ではコントロールができなくなってモルヒネの投与も始まりましが、残念ながらあまりうまく効かなかったようです。

ただ、大変だったのは父だけではありませんでした。父の痛みのコントロールができない苦しみや、自由の効かない体に対するイライラが、容赦なく母や私にも飛んでくるのです。重病人を抱える家族の生活は、こんなにも大変なものなのかということを思い知らされた経験でした。

まだ医学生だった私は、「病院はこんなに冷たいものなのか？」「主治医も看護師も、どうしてもっと病室に来て、父や家族の話を聞いてくれないのだろう？」「本当に他に治療法はないのか？」と、いつもやりきれない思いを持っていました。

そして、自分が医師になれば父のことも何とかできるのではないかという期待を持ちながら、父の発病から1年半後、ついに私自身が医師になったのです。

ところが、いざ自分が医師になってみると、大病院では末期がん患者にできることが、三大療法以外には何もないことに愕然としました。

現在のように緩和ケアという概念もそのための施設もほとんどなく、とにかく抗がん剤を投与し続け、副作用に対しては対症療法を行うといったことしかないのです。この時私は、医師でありながら何もできない自分の無力さ、そして西洋医学の限界を本当の意味で痛感したように思います。

やがて父は体力の限界を迎え、私が医師になった1年目の冬に永眠しました。

同じ時期、私が医師として最初に選んだ勤務先は小児科でした。大学病院の小児科で、NICU（新生児集中治療室）にも勤務していたので、非常に難しい状況の患者さんが多く、緊急性の高い患者さんやそのご家族と向き合う日々を送りました。

お子さんの病気の場合、ご家族にも医療従事者にも、大人の病気の場合とは違う複雑な想いがあるものです。大人なら、治療の選択はご自身でできますし、亡くなられたとしても、年齢によっては大往生されたと割りきれる場合もあります。でも、お子さんの場合には、本当にやり切れない思いを持たれるご家族がほとんどです。

現場では、生まれてすぐに亡くなってしまう子供たち、生まれてくることすらできない子供たち、生まれてきても障がいや先天的な病気を持っている子供たち、小児がんの子供たちなど、様々なケースの子供たちのケアに従事しました。

早朝から夜遅くまで子供たちの命の重みを感じ、勤務後は父の看病でがん病棟での大人の命の重みに触れる日々は、生まれてくる意味や年齢を重ねていく意味、死の意味、家族愛、看取りなどに対して、言葉では簡単に言い表せないほどの深い経験となったと思います。

第3章

がんとの付き合い方
生活習慣の改善

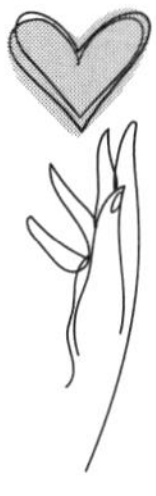

健康法の基本

第2章では、統合医療を目指す当院の治療法の二つの柱のうちの一つとして、心の問題をクリアするためのお話をさせていただきました。

その時もう一つもちらっとご紹介したのですが、覚えていらっしゃいますか？

そうです。**「生活習慣の見直し」**ですね。

ここからご紹介するのは、がんであるかどうかに関係なく、自宅でご自身で行っていただく心身ともに健康に生きていくために必要な基本的な事柄が多く含まれますので、ぜひじっくり学んでいただければと思います。

まず、私が日々クリニックでお話しさせていただいている、どなたにも共通する「健康法の基本」は以下の3行程です。

①良質な血液を作る
②その血液をしっかり循環させる
③老廃物を早く排泄する

がん細胞が発生・増殖しやすい状態は、

①低体温
②低酸素
③高血糖

の状態だと言われており、すなわち「健康法の基本」とは、この3つの状態に陥らないための方法だと言ってもよいでしょう。そして、その3行程を遂行していくために、当院ではまず初診の際に、下記の4項目の遵守《じゅんしゅ》を患者さんとお約束させていただきます。

①体を冷やさない
②しっかり呼吸する
③よく噛んで食べる
④排泄を意識する

実に簡単で単純で、当たり前のことのように感じられたかもしれませんが、この4項目がきちんとできている方は、実は驚くほど少ないのです。

そこで本章では、これらの状態をよりよく維持し、体に悪い状況を改善するために必要なことをお伝えしていきたいと思います。

良質な食事をとる

「健康法の基本」の最初の項目として掲げたのは「良質な血液を作る」ということですが、**良質な血液の原料は、体質に合った良質な食材、良い水、良い空気**です。

したがって、それらを体にうまく取り入れることが大切なのですが、そのうえでそれらを**しっかり消化吸収する腸内環境を整えるということ**、さらにシャンプーや化粧品など**皮膚から入る日用品からの経皮毒を減らすこと**が大変重要になります。

ただし、ここで注意してほしいことがあります。

良い生活を送るためにと、それらを**嫌々、ストレスを感じながら行うと、体の細胞を酸化、つまり老化させる活性酸素が過剰に発生し、かえって逆効果**になりかねません。

１００点満点の生活を目指してストレスを感じてしまうくらいなら、70～80点でよいので、頑《かたく》なになることなく、ご自身のライフスタイルの中で継続しやすい形を見つけていっていただければと思います。

私が食事に関する雑誌記事・書籍を多く書いていることや、食事療法に関するセミナー・講演会を行っていることもあり、当院には食事療法を希望される患者さんが数多く来院されます。

もちろん、食事の改善だけでがんが消えるとは言えませんが、**食事を含めた生活の改善を行ったほうが、何もしないよりも改善傾向が高い**ことは、経験上確かなことなのです。

ところが、日本の医師は、医学教育の中で食事に関することをほとんど学んでいないのが実情です。患者さんから「がんを治すために、何を食べたらいいですか？」と聞かれても、「何を食べてもいいですよ」と答える医師が多いですし、そもそも日本の医療界が食事を重視していないことは、あまりこだわりのない病院食をみれば明らかです。

したがって、**食事療法に関しては、必ず個人的にきちんと学んでいる医師や専門家の元を訪ねる**ようにしてください。

現場の多くの医師が食事療法に興味を示さない一方で、書店やインターネットを検索すると、医師だけでなく専門家の書いた食に関する情報や書籍が驚くほど数多く見受けられます。

テレビでも、ほぼ毎日と言っていいほど、多くの番組やコマーシャルで「この食べ物が体に良い」「○○病に効く」「○○病が改善した」などというテーマが放送されているようです。

ただ、食事療法に限らず、健康に関する情報というものは、たとえば書籍であれば1冊の意見を参考にすれば実践できるのですが、2冊目に異なる意見を読めば迷いが生じ、さらに3冊、5冊とたくさん読めば読むほど、**何が正しいのかわからなくなり、結局どれも実践できなくなる**傾向があります。

中には極端すぎる意見もあるので注意が必要ですが、おそらくすべての方法において、症状が改善された方がおられるのは事実なのだと思います。しかし、その方法によってすべての方の、何よりあなたの症状が改善するかどうかは分からないのです。**多くの情報はあくまでも個人の体験だと捉え、まずは、その方法が現実的にあなたの「体質」に合っているかどうかを見極める**ことが大切です。

当院では、一人ひとりの体質判定を東洋医学的な診察法（体つき、舌の状態、脈の状態など）に加え、西洋医学的な検査も参考にしながら、個人の体質に合った食事法をアドバイスさせていただいています。

ちょっと脱線　その４　Dr.三浦がサプリメントに詳しい理由

父の看病のために通っていた病院には、病棟の各フロアに、患者さんやご家族のための談話スペースがありました。私もよくそこでお茶を飲んだり食事をしたりしていたのですが、そこにいると自然に、色んな患者さんの話を耳にすることになりました。

医師や病院への不満や悪口もたくさん聞こえてきますが、その中に混じって時々「実は主治医には内緒でこんなサプリメントを飲んでいる」とか、「こんな民間療法をやっている」という話題が漏れ聞こえてくるのです。中には「すごい祈祷師《きとうし》さんがいて、そこに行って治った人がいる」などという怪しい情報もありました。

医師になってしまっていたら、そんな情報を聞いても信じなかったかもしれませんが、当時の私は、医学生とはいえまだ現場経験のない素人でした。当然、多くのがん患者さんやそのご家族と同じように、「病院でできることがないのなら、何でも試してみたい。要は治ればいいんだ！」という考え方です。

ですから、そんな話を聞く度に「すみません。もう少し詳しく聞かせていただけますか？」と話しかけ、情報を集めてはサンプルを取り寄せたり、本を読んだり、実際に説明会を聞きに行ったりという行動を始めていきました。

説明会などに行くとだいたい流れは決まっていて、まずは「いかに西洋医学に限界があって、矛盾に満ちているか」という話から始まり、「でもこの商品があれば大丈夫」という話から「体験談」という展開になります。

今では冷静に聞けるのですが、何せ当時は素人ですし、父を治したい一心で藁《わら》にもすがる思いで必死になって聞いたものです。そして図らずも、実は患者さんは医師には言わないだけで、かなりの確率でこういうものを取り入れているということを知ることになったのです。

しかし、残念ながらすべてが良心的なものではなく、素人だった私が聞いてもかなり怪しくて高額なものもありました。

説明会に行くと実はネットワーク販売で、後日何度も電話がかかってきて強引な囲い込みをしてくるような団体もありました。信じられないような金額の商品を買ったけれど、まったく効かないと落胆されている方にもずいぶんとお会いしました。

そんな体験を通して、やはり誰かが医療の専門家として、この玉石混交《ぎょくせきこんこう》の分野を整理し、一人ひとりにふさわしいサプリメントや自然療法・食事療法をアドバイスしていく必要があると、強く感じるようになりました。

現在の治療においては、私自身は患者さんに積極的にサプリメントを勧めることはあまりないのですが、いつご相談やご質問があっても適切なアドバイスが行えるように、世に出ているサプリメントや自然療法・代替医療の種類や効能くらいは、ある程度知っておかないといけないと考え、いまだに情報収集だけは続けています。

医師になって25年以上が経ちますが、いまだに週末はセミナーに通い、休診時間はサプリメントや健康器具の業者から説明を聞くという日々を続けています。

いわゆる「新しいもの好きの健康オタク」だと思われている節もあって、正直それも否定はできませんが（笑）、私がこんな生活を送っているのには実はこういった理由があるのです。

腸内環境を整える

腸という臓器は、その漢字の成り立ちを見ると、「体」を表す「月」という部首に「易《えき》」と書きます。東洋医学では「易」には、「運命を左右するもの」という意味もあり、この臓器の大切さを表しています。

最近では腸内細菌の働きがとても大切であるという研究も進んできていますが、食事療法の基本的な考え方においても、**いかに腸内環境を整えるか**ということが一つの大きな目的になっています。

口から入ってきた食物を含め、それに含まれる細菌やウイルス、寄生虫、化学薬品など様々な異物から身を守るために、私たちの腸管には「腸管免疫」というものが備わっています。

現在の日本のように、常に清潔な食材を食べることができるようになったのはごく最近のことで、人類は長い間、危険な食材から身を守る必要があったのです。

そのため、私たちの免疫機構を司っている白血球中のリンパ球は約70〜80％近くが腸管にあると言われています。

そして、この腸管免疫を保つ上で大切なものが、腸内で一定のバランスを保ちながら共存している多種多様な腸内細菌の集まりである腸内細菌叢《そう》、すなわち最近一躍有名になった腸内フローラのバランスなのです。

健康を維持するためには、腸内細菌叢のバランスを保つことが非常に重要です。

詳しい働きについては専門書に譲りますが、この**腸内細菌叢の乱れが結果的に免疫力を乱し、がんのみではなくアレルギーや糖尿病、精神疾患など多くの病気と関係する**ことが知られています。様々な疾病予防に必要なホルモンや、健康維持に必要なビタミン・ミネラル類の生成にも、腸内細菌が大きく関わっているのです。

また、腸の働きを考えていくうえでは「千島学説」という学説もあります。
これは別名「腸管造血説」と呼ばれており、この学説によると食べた物は腸管（小腸絨毛細胞）で消化され、それが一旦、赤血球に分化すると考えます。そして、その赤血球が体に必要な細胞に分化していき、働きを終えた細胞は再び赤血球へと戻り、脾臓で分解されるというのです。

残念ながら、現在の医学界では認められていないのですが、近年のIPS細胞やSTAP細胞の研究などで、この学説に関しても新たな真実が解明されるのではないかと注目されています。

私自身は、この説を100％とは言わないまでも、かなり信憑《しんぴょう》性のあるものとして捉えているので、食事の大切さをお伝えする際の一つの理由としてご説明するようにしています。

現在の日本人は、食べ過ぎ（過食）と偏食（偏った食事）、食品添加物や薬剤の過剰

摂取などによって腸内細菌や消化機能に負担を強いる生活をしている方が多いようです。

時々、こういった生活を見直し、腸の機能の回復と活性化を促すために、当院では小食や断食などもお勧めしています。断食には次のような様々な効果があります。

■ **断食の効果**

①内臓機能が回復する
②有害物質が排泄される
③免疫力が高まる
④血糖値が安定する
⑤余分な脂肪・コレステロールが排出される
⑥エネルギーを有効利用できる
⑦精神が安定する
⑧閃きが起こりやすくなる

⑨ 五感が敏感になる

小食・断食によって、ノーベル賞で話題になっているがん細胞の「オートファージ」(自食とも呼ばれる、細胞が持っている細胞内のタンパク質を分解するための仕組みの一つ）の働きが高まることも知られています。

当院でお勧めしているのは、1日3食から1日2食に変えることで「16時間の空腹」をつくるプチ断食です。

また、もう少ししっかりと取り組みたい場合には、週に1度一食にする日を設ける「週1断食」に挑戦するのも良いでしょう。朝・昼・夕食のいずれから始めてもよいのですが、一食はあっさりした和食中心の献立とし、断食中は摂ってよいのは水のみとします。これを4週繰り返すと2泊3日の本断食と同様の効果があります。

どちらの方法も、重要なのは「食べないこと」ではなく、食べないことで「胃腸を休めること」です。ぜひ無理のない範囲で、日常生活に取り入れていただければと思います。

✿食事療法──食べることを控えたほうがよいもの

それでは、具体的な食事指導について、大切なポイントをお伝えしたいと思います。まず、クリニックで指導させていただいている、どなたにとっても「控えたほうがよい食材」をその理由も含めて挙げていきますが、かなり多くのものが出てきて驚かれるかもしれません。

先ほど「食事療法は個人の体質により異なる」とお話ししましたが、近年日本において、がんという病気が急速に増えた背景を考えた時、**食の欧米化や、自然の摂理からはずれた食事法、化学薬品・遺伝子組み換え食材の増加などが、体質に関わらず、基**

本的な共通の原因として考えられます。

また、小食や断食をお勧めしていることからも分かるとおり、「何を食べたらよいか」よりも、**「何を食べないほうがよいか」にフォーカス**するほうが、より重要だということなのです。

①不自然な糖質の多いもの

がんが増殖しやすい条件として、「高血糖」が考えられます。これは、がん細胞が正常細胞より糖質の取り込みが早いためで、この性質を利用しているのが「ＰＥＴ検査」です。

「ＰＥＴ検査」とは、ポジトロン・エミッション・トモグラフィー（Positron Emission Tomography）の略で、「陽電子放射断層撮影」という意味です。

ＰＥＴ検査は、がん細胞が正常細胞に比べて３〜８倍のブドウ糖を取り込むという性質を利用して行われます。ブドウ糖に近い成分（FDG：フルオロデオキシグルコース）を体内に注射し、しばらくしてから全身をPETで撮影します。すると、ブドウ糖（FDG）が多く集まるところがわかり、がんを発見する手がかりとなります。

従来のレントゲン（X線）やCT、MRIなどの検査は、写し出された造形からがんを見つけますが、PET検査は細胞の性質を調べることによって、がんを探しだすのです。

このように、**がん細胞には糖を取り込み、それを栄養として増殖する**という性質があります。また、それだけでなく、慢性的な高血糖の状態は、炎症の悪化や長期化をももたらします。

このため、**過度に精製された糖質や人工甘味料、果物の食べすぎなどは、控えた方がよい**でしょう。

ただし、体調によって過度な「糖質制限」が危険な場合もありますので、必要な場合には必ず専門家の指示を受けるようにしてください。

②牛乳・乳製品

私たち哺乳動物は、授乳期間を過ぎると、母乳に含まれる「乳糖」を分解する「乳糖分解酵素」というものが徐々に減り、やがてなくなっていきます。

それでも、歴史的に長らく牛乳・乳製品を摂取し続けてきた民族は、環境適応を経てこの乳糖を分解できる遺伝子を獲得しているのですが、**私たち日本人の場合、85%以上の方が、乳糖を分解する遺伝子を持っていない**ことが分かっています。

この遺伝子を持っていないということは、つまり**牛乳・乳製品を摂取すると栄養になるどころか消化不良を起こしてしまう**のです。

さらに、現在流通している一般的な牛乳には、飼育環境の問題や、餌の質などの問題もあります。また、国によっては、飼育過程で成長ホルモンが使われているものもあります。

成長ホルモンとは、早く牛を大きくし、肉を柔らかくして、牛乳の量を増やすために使われる女性ホルモン様の働きをする薬剤です。乳がんや子宮・卵巣がんなど、女性ホルモンが関係しているがんの方は、特に注意が必要です。

牛乳・乳製品はカルシウムの摂取に必要と考えられていますが、これら以外にもカルシウムの摂取ができる食材はたくさんあります。

したがって、多くの日本人にとっては、**牛乳はあくまでも嗜好品《しこう》であり、必ずしも摂取しないといけないものではない**のです。

③過剰な油脂・古い油・トランス脂肪酸

油脂は人間の健康維持にとってとても大切なものであり、摂らないとかえって病気になります。しかし、摂取する油脂の種類とバランスに気を付けなければ、がんや炎症を引き起こす原因となってしまいます。

私たちが食事として摂る油脂は、主に脂肪酸と言われるものです。この脂肪酸は、その化学構造から飽和脂肪酸と不飽和脂肪酸に分類されます。大まかにいうと、飽和脂肪酸は「脂」と言われ、常温では個体のものが多く、ラードなどがこれにあたります。ラードのような動物性の脂を摂取する際に気を付けたいのは、人間と動物の体温の違いです。

牛の体温は42度近くあると言われており、牛の体内ではサラサラに流れている脂でも、体温が37度程度の人間の体内では固まってしまうことがあります。その結果、動脈硬化や血流不全の原因となることがありますので、摂りすぎには注意が必要です。

一方、「油」は、常温では液体で、その化学構造からオメガ３脂肪酸、オメガ６脂肪酸、オメガ９脂肪酸などと分類されています。

このうち、オメガ９脂肪酸は体内で作り出すことができるのですが、オメガ３脂肪酸、オメガ６脂肪酸は体内で作り出すことができないため、食べ物から摂取しなければばなりません。

オメガ6脂肪酸とオメガ3脂肪酸を摂取する際の黄金比率は2～4：1と言われており、健康を維持するにはこの比率がとても大切です。しかし、現代の日本人のほとんどが、オメガ6脂肪酸が多く含まれるファーストフードや外食、一般的なサラダ油などを使った揚げ物の多食といった生活をしており、オメガ6脂肪酸の過剰摂取となってしまっています。

オメガ6脂肪酸として知られている「リノール酸」は、体内で「アラキドン酸」という物質に変化し、この物質は様々な炎症の原因となることが分かっています。この炎症が長期間続くと、がんやアレルギー、うつ病や糖尿病の原因となりやすいのです。

油の摂取にはバランスを意識することが大切で、炎症を抑え、血液をサラサラにすると言われているオメガ3脂肪酸も積極的に摂取しましょう。

オメガ3脂肪酸は亜麻仁油やえごま油、青魚やくるみ、アーモンドなどの豆類に多く含まれています。ただし、オメガ３脂肪酸は酸化しやすいとも言われていますので、鮮度にもこだわってください。**どんな油脂であっても、過熱や時間の経過で酸化すると過酸化脂質となり、体内で活性酸素を発生させる有害物質となる**ので注意が必要です。

さらに、気を付けていただきたい油脂の種類があります。それは「トランス脂肪酸」と言われる油脂で、別名「プラスティック油脂」とも言われています。

自然界にもトランス脂肪酸は存在するのですが、問題は工業的な製法でつくられたものです。植物油に水素を添加して作られるのですが、「プラスティック」と同じような構造になるため、これを加えると食材が腐りにくくなり、食材を販売する側にはとても都合がよいのです。

しかし、体にとっては非常に有害な物質であることが分かっており、ＷＨＯ（世界保健機関）もその摂取に警鐘を鳴らしています。一部の国では使用禁止になっているくらいなのですが、日本では比較的規制が緩く、これを使った食材であふれているのが現状です。

具体的には、マーガリンをはじめ、ファストフード店や安価な外食チェーン店で出される揚げ物類、食品表示としては「ショートニング」「植物油脂」「加工油脂」「植物性食用油脂」「ファットスプレッド」などと書かれている賞味期限の長い食材に含まれています。

トランス脂肪酸は消化が悪く、腸内細菌に負担をかけ、大量のミネラルやビタミンを消費します。また体内で活性酸素を大量に発生させるため、発がんの原因にも、治癒の妨げにもなります。

④ 体を冷やす食べ物

低体温になると、免疫力が著しく下がります。

アイスクリームや冷たい飲み物などを摂りすぎないことはもちろんですが、ここでは東洋医学や食養的な観点から、体を冷やす食材についてまとめてみたいと思います。

■夏が旬の食材・南国でとれる食材

東洋医学には、「身土不二《しんどふじ》」という考え方があります。これは、**私たち人間の体と、土地は二つに分けられないものだ**ということです。

南国でとれる食材や、夏にとれる食材には、暑さで体温が高くなった人間の熱を取る働きがあります。したがって、それらの食材を冬場に食べたり、寒い地方に住む人が食べたりすると、体が冷えてしまうので注意が必要です。

日本では流通や保存技術の発達、農業技術の発達などにより、年中、世界中の食材が食べられますが、できるだけ、**本来の自然の摂理を意識した食材を選ぶ**ことが大切です。

■ナス科の食べ物

ナス科の食材には、体を冷やす作用があります。

「秋ナスは嫁には食わすな」という諺もありますが、これは決してイジワルではなくて（笑）、夏を過ぎて気温が下がってくる季節にお嫁さんにナスを食べさせると、体が冷えて子供ができにくくなるという教えなのですね。

ナス科の食べ物には、ナスの他にトマト、ピーマン、パプリカ、シシトウ、ジャガイモなどがあります。

■色の薄いもの

同じ種類の野菜の中では、**色の濃い物の方が体を温める**性質を持っています。

たとえば豆類なら、大豆よりも小豆、小豆よりも黒豆といった具合です。お茶の中では、緑茶よりも番茶やほうじ茶の方が色も濃く、体を冷やしやすいビタミンCやカフェインも少ないので、より体を温めるということになります。

ただし、水分の過剰摂取は基本的に体を冷やしますので、摂りすぎには十分注意してください。

■上に伸びる性質を持つもの

食養法の考え方の一つとして、**地中に伸びる根菜類より、地上に伸びる葉野菜の方が、根本的には体を冷やす**と考えます。したがって、冷え性の方や冬場には、葉野菜よりも根菜類を中心に摂った方が体温は高まります。

■水分の多いもの・生ものの過食

同じ食材でも、調理や加工の方法によって体に対する作用は変わってきます。
たとえば、同じ大根でも、水分の多い大根おろしは体を冷やす作用がありますが、煮炊きしたものや揚げ物になると、より体を温める作用が強まります。さらに、天日に干した「切干し大根」や、お漬物にした「たくわん」になると、さらに体を温める作用が強くなります。

天日に干したり、塩蔵したり、時間や圧力をかけて加工したりすることで、体を温める作用がさらに強くなると言われています。

⑤食品添加物・化学薬品（遺伝子組み換え品）

防腐剤や殺菌剤などは、腸内の善玉細菌や皮膚の常在菌などを必要以上に殺してしまい、免疫バリアを破壊して免疫力を低下させます。水道水に含まれる塩素なども、大腸菌の殺菌に用いられるので、大量に摂取すると腸内細菌を殺してしまい、腸内環境に悪影響を与えるとも言われています。

また、これらの薬剤はすべて肝臓で代謝されるので、アルコールや多量の薬剤と同様に、肝臓に負担をかけてしまいます。肝臓の機能が低下すると、代謝や解毒の機能が低下し、結果として血液の質が低下してしまうので注意が必要です。

食事療法──心がけること

腸内環境を整えるためには、発酵食品や酵素食品の摂取が有効と言われています。

ただし、添加物や砂糖類の多いサプリメントや安価な市販のヨーグルト類などは、かえって体に負担をかけることもあるので、**伝統的な製法で作られた味噌・醤油・お漬物・発酵茶、自家製の豆乳ヨーグルトなどの摂取**をお勧めします。


がんや抗がん剤の影響で極端に食欲がない場合には、健康食品で上手にビタミン・ミネラル類や酵素・食物繊維などを補うことも大切です。

また、どうしても薬剤の治療、放射線を使用した検査などが必要な場合には、なるべく早く不必要なものをデトックスし、副作用の発現を防ぐことも大切です。デトックスを促す食材もいくつかあり、当院では使用した薬剤により使い分けています。効率の良い栄養補給や、デトックスを促す食材に関しての詳細はクリニックまでお尋ねください。

ここまで食事療法について色々とお伝えしてきましたが、それらをまとめてみると以下のようになります。

①体質に合ったものを選ぶ
②自然の摂理に合った食事（旬・身土不二）をする
③まずは基礎調味料から整える
④時間や手間がかけられない場合、上手に自然食品やサプリメントも利用する

これらのことを、それぞれのライフスタイルに合わせて実践していくとよいでしょう。

また、食事の際には「よく噛む」ということも非常に大切です。唾液には

①免疫力を上げるホルモン
②発がん性物質をはじめとする化学薬品や細菌などの消毒・解毒作用
③消化作用
④胃腸の動きを整え、活性化する作用
⑤脳の血流を良くし、精神を安定させる作用

などがあることが知られています。病気の方は特に、良質な食材を一口30回～50回くらいは噛むことを目標にし、しっかりと唾液の分泌を促すことを意識してください。

ちょっと脱線　その5　Dr.三浦の食事療法との出逢い

医師になってからしばらくは、大学病院の小児科に勤務していたのですが、1996年、父の死をきっかけに退職し、様々な自然療法の研究を始めました。

そんな中で、一時期非常勤医師として勤務させていただいたのが、和歌山市にある西本クリニックです。院長の西本真司先生は、難病指定されている潰瘍性大腸炎を自然療法で治癒させた経験をお持ちです。

先生がある気功団体の講師をされていたこともあり、私の治療も主に気功やヒーリングといった、普通のクリニックではあまり考えられない治療でした。

気功やヒーリングについては、またあらためてお話しするとして、自然療法を求めて来院される患者さんの中には、西洋医学的には治癒が難しいと言われている方も多く、末期がんの方もたくさんおられました。そして、そんな皆さまと会話をしていると、やはり「先生、私は死んだらどうなるのかな？」というようなご質問をよくされるのです。

まだ20代後半だった私には明確な答えがなく、それを探そうと古今東西たくさんの宗教書などを読み漁りました。そして、その中で多くの宗教が「食」の大切さに触れていることに気づいたのです。

仏教では「医法経」というお経の中に、「一切の疾病《しっぺい》は宿食《しゅくじき》をもととす」、つまり食事が病気の原因だとお釈迦様がおっしゃったと書かれています。

キリスト教においても、病気になったら祈りと断食を行うべきだと書かれていますし、イスラム教にも「ラマダン」という断食の慣習があります。

当時の私は、心の問題に関しては多少勉強していましたが、食と心の関係についてはあまり知りませんでした。そこで、本当に食を変えれば感情が変わるのかという実験を、自ら行ってみることにしました。

当時はラグビーをしていたので、練習後はもっぱら焼き肉か中華料理で、もちろんお酒もたくさん飲みます。それを、しばらく玄米菜食に変えて禁酒してみたのです。

もちろん体重は激減しましたが、それよりも驚いたのは感情が安定してきて、ラグビーのように闘争心が必要なスポーツをしたくなくなってきたことです。同時に、当時すでに行っていた瞑想なども、何となく深まってきたように感じました。あまりイライラしなくなり、精神的にとても安定した状態となったのです。

その後しばらくしてから、マクロビオティック（穀物・野菜・海草といった日本の伝統食をベースとした食事により、自然と調和した健康な暮らしを実現する考え方）の料理教室を開催している団体からセミナー講師を依頼され、約3年間、医学講座や合宿などの講師を務めさせていただきました。

この間、食事療法専門家の食事指導を間近に見せていただき、その効果には本当に驚きました。がんが自然退縮した例などもたくさん教えていただき、これは凄いと確信を得ました。

その後も多くの食事療法の先生方から、技術的なことから心の持ち方、考え方など様々なことを教えていただき、現在に至っています。

ただ、食事療法とひと口に言っても、本当にたくさんの種類があります。これまでにも少しお話ししたとおり、一人の指導者の指導や１冊の本だけに触れたなら実践できることも、２人目の指導者の言うことや、２冊目の本の内容が異なれば、どうしても迷いが生じます。これが3、4、5と増えるにつれ、何が正しいか分からなくなり、結局実践できなくなってしまう……。臨床現場では、そんな患者さんが本当にたくさんおられます。

実は、それを解決するのが、「体質判定」です。私自身も東洋医学的な、顔つきや体つき、舌、手相などの状態で判断する「望診法」、脈を診る「脈診」、お腹をさわる「腹診」、さらには様々な項目の「問診」、患者さんの話し方や体臭・口臭などから判定する「聞診」などを組み合わせて、その方のその時の状態にとって、最もふさわしいであろう食事指導を行っています。

セミナーや診察時にお話しさせていただいているので、ぜひお役立ていただければと思います。

✿血液・リンパ液などの循環を良くする

さて、食事などに気をつけて、せっかく作った良質な血液やリンパ液も、循環を良くして体全体に届けられなければ意味がありません。そのための基本が、「運動」と「呼吸」になります。

■運動

適度な運動は、当たり前のことですが、体温の上昇や血流の改善、酸素の供給に非常に重要です。体内の体温上昇作用は、主に筋肉運動でしか行えないので、運動を行うことはとても大切なのです。

先に述べたとおり、がん細胞は正常細胞よりも糖の取り込みが早く、これを餌にするかたちで増大するため、**運動によるカロリーや血糖の消費は、がんの予防や悪化の予防にも有効**です。

また、最近注目されているものに、運動による**「ミトコンドリア」**という私たちの代謝器官の増加作用があります。

ミトコンドリアという器官は、人間のほとんどの細胞内に存在すると言われています。一つの細胞内に数百〜数千個あり、私たちの生命維持に欠かせないエネルギーの産生や、活性酸素の産生や除去、がん細胞のアポトーシス（自然死）、正常細胞の安定化などに関わっています。つまり、私たちの生命維持には欠かせない物質なのです。

そんなミトコンドリアの異常が、がんの発生にも大きく関わっており、その原因は過剰な活性酸素だとも言われています。２０１６年ノーベル生理学・医学賞を受賞された、大隅良典《おおすみよしのり》東京工業大学名誉教授の研究「オートファジー（細胞器官が自分自身を食べる）の機構」にも大きく関わっています。

がんの発生の大きな原因のひとつが低体温や低酸素なのですが、**ミトコンドリアは低体温・低酸素の状態では働けない**ので、この機能低下もがんや様々な病気の原因になっていると考えられます。

さらに、**運動によって免疫力を上げる成長ホルモンやβ―エンドルフィンの増加、精神を安定させるホルモンの増加が認められている**ので、ぜひ継続的に行ってください。

体力のある方なら適度な発汗も大切で、**環境ホルモンと言われる水銀やアルミニウムなどは、腸管からより発汗からの方が効率よく排泄される**とも言われています。

ただし、激しすぎる運動は活性酸素を増やし、かえって免疫力を落とすので、**疲れない程度の適度な運動がお勧め**です。また、病状によっては運動などが難しいこともあるでしょう。

そこで、有効に循環を良くするために、温熱療法によって体を外から温めること、磁気を使った治療、そして時には専門家による鍼灸やマッサージや各種の整体などの施術を受けることもお勧めしています。

様々な治療の詳細に関しては、種類が多すぎるため、詳しくは当院までお問い合わせいただければと思います。

■ 呼吸

先ほどご紹介した、私たちの細胞を活性化させ、エネルギーを産生する器官である**ミトコンドリアの働きを高めるためには、酸素が必要**になります。

この酸素を十分に得るためには、しっかりと深い呼吸で体内に酸素を供給することが大切なのですが、ストレスや病気がある状態では、どうしても呼吸が浅く速くなりがちです。そこで、患者さんには、意識的に深く大きな呼吸をしていただくようアドバイスしています。

呼吸そのものの働きは、主に肺から老廃物として二酸化炭素と水分を排泄し、**新鮮な酸素を取り入れる**ことです。しかし、その他にも、**自律神経調節作用による精神の安定、腹式呼吸などによる血流の改善効果**などもあります。

慣れてくれば、様々な瞑想やイメージ療法などと組み合わせることによって、さらにその効果は高まります。

私の指導している座禅やヒーリング、瞑想、六字訣養身法《ろくじけつようしんほう》という気功、サロンで行っているヨガなどでも、呼吸に合わせた動きとイメージを同時に行う事で、より高い効果が得られます。ぜひ、ご自身に合った呼吸法を日々、実践してみてください。

また、不安・心配・恐怖などが多く、過緊張で交感神経が優位の状態でも、血管が収縮し血液循環が悪くなるので、アロマセラピーやフラワーエッセンス、ホメオパシー、音楽療法、カラーセラピーなどの色彩療法、クリスタルセラピーなど、直接思考を介せずに脳に働きかけるリラクゼーション法も有効です。

排泄を意識する

私たちの排泄機能は、大きく分けると4つあります。

一つ目は**大便として腸管から排泄**されます。これを維持するには**腸内環境を整え、下痢や便秘をしないこと**。そのためには**食事や呼吸、内臓を冷やさないこと**などが大切です。

冷たい物の過剰摂取は、内臓を冷やし「腸マヒ」という状態を起こします。この状態では、食事の消化・吸収機能が著しく低下しますので特に注意してください。

二つ目は、**腎臓から尿として血液中の余分な成分を排泄**します。**腎臓の機能を低下させる原因は冷えと動物性脂肪の過剰摂取、心理的なストレス**です。腰を冷やさないようにし、下半身を温める半身浴や足湯、ウォーキングなどが有効です。

最近はお風呂に入らずにシャワーで済ませるという方も多いのですが、海外の研究者からは「**日本人が長寿なのは、入浴の習慣があり、しっかり体を温めるからだ**」という報告もあります。ぜひ、ゆっくり湯船につかるようにしてください。

三つ目は**呼吸で、肺から余分な二酸化酸素と水分を排泄**します。この機能の維持には、前述のようにしっかりと深く大きな呼吸と、鼻呼吸の維持を心がけてください。

最後の排泄器官は皮膚です。面積でいうと、**皮膚は体の中で最大の排泄器官**です。皮膚呼吸も行っているので、その機能を維持することはとても大切です。体力のある方は、ある程度の汗をかく習慣も心がけてください。

ただし、高温のサウナ風呂は、皮膚の表面は温めますが内臓までは温まりません。さらに、脳は熱に弱いので注意が必要です。

健康維持に大切なのは、内臓など**体の芯まで温めること**なのですが、サウナはいわば「カツオのたたき」のような状態で、体の表面は温まっても中身は冷たい状態のままなのです。しっかり体の芯から温めて、汗をかく習慣を持っていただければと思います。

第4章

幸せに生きるために
がんと向き合う

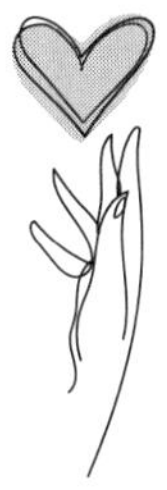

そもそもがんは敵なのか？

ある時、私が長年学ばせていただいている「天使の気功♪たいっち♪」の主催者、エンジェル・ヒロさんが、病気についてこんなふうに教えてくださいました。

細胞というのは、もともとは元気いっぱいの「ニコニコ細胞」です。そして、病気の細胞は、一時的に機嫌を損ねて泣いている「メソメソ細胞」や怒っている「プンプン細胞」です。

がん細胞にしても、ニコニコ細胞であったものが、様々な条件が重なって「メソメソ細胞」や「プンプン細胞」になってしまっている状態なのです。

大切なのは、この「メソメソ細胞」や「プンプン細胞」を元の「ニコニコ細胞」に戻すことです。細胞がすねたり、泣いたり、怒ったりしている原因をなくさなければ、手術で取ったり、抗がん剤で殺したり、放射線で焼いたりしても、また同じように、新たな病気の細胞が出てきてしまいます。

このような細胞を「ニコニコ細胞」に戻すには、きちんと自分でこれらの細胞の声を聞いて、すねたり、泣いたり、怒ったりしている原因をなくし、機嫌を戻してあげることが何より大切なのです。

私は時々、患者さんに**「もし、がん細胞がしゃべれるとしたら、自分ががん細胞になった原因をどう話すと思いますか？」**とご質問することがあります。

何のことか分からないという方もいらっしゃいますし、おぼろげながら質問の意図を感じてくださる方もいらっしゃいます。

ぜひ、あなたもゆっくり考えて、そして感じてみてください。

もし第１章で、私ががん細胞のことを「ゴキブリ」に例えた時に、あなたが違和感を覚えてくださったとしたら、まったくそのとおりなのです。

がん細胞も自分の体の一部分ですから、それを退治しないといけない敵だとみなすということは、自分で自分を悪者にしてしまうようなものです。

自分の体の一部分であるがん細胞と対話をして、邪魔者とみなすのではなく必要なものとして扱い、感謝したり反省したりしてその機嫌を取ってあげることは、実は見えていなかった自分自身との対話とも言えるかもしれません。

そして、それはどんな治療法にも勝る大切で根本的な気づきをもたらしてくれるように思うのです。

病気なのだからと、他人に機嫌を取ってもらうことを期待しても、かなう時とかなわない時があります。

でも、どんな時にも自分だけは一番大切な自分の機嫌をとって、楽しみながら「ニコニコ細胞」を増やすことを目指していきたいものですね。

幸せに生きるためにがんと向き合う

アインシュタインは**「問題は、それが起きたのと同じレベルで解決することはない」**という名言を残しています。

では、あなたにとって、病気は「問題」ですか？

「問題に決まっているだろう！」とおっしゃるかもしれませんが、実は私自身は、がんを含めて病気が問題だとは思っていません。

しかし、もしあなたが病気は問題だと感じているのであれば、「本当に今、この瞬間に問題として自分が意識していることは何なのか？」「本当にそれは問題なのか？」「自分にとって、病気が持つ意味とは何なのか？」というふうに、ぜひ一度、病気をやや俯瞰《ふかん》的なイメージや、抽象度を上げた視線から観てみてください。

先ほどは、ミクロに自分の細胞とお話ししてみることをご提案しましたが、今度は逆に、マクロな視点を持って、自分自身や病気の本質を見つめてみていただきたいのです。

目の前に起きている出来事や症状を細分化して、解決法にこだわりすぎるよりも、

「仮に病気があっても幸せに生きる方法があるのではないか？」

「できないことを探すより、できていることに感謝しよう」

「今日一日、いまできることに集中する」

「仮に病気がなくても、人間は誰しもいつ命が尽きるか分からない」

「寿命は神のみぞ知るもの」


といったように、**すこし高い視点や価値観を持ちながら治療にあたるほうが、精神的にも不必要な緊張感が解け、結果的に症状が良くなる方が多い**のです。

これを仏教などでは、良い意味で「あきらめる」という言い方をします。これはよく使われる「もう希望や見込みがないと思ってやめる。断念する」という意味の「諦める」ではなく、「明らかにする」という意味です。

あまり結果にこだわりすぎず、今できることを淡々と行っていく。病気の治り方や治療にかかる時間には個人差があるので、これはもう運命にゆだねて「あきらめていく」、そのことに気づき「明らかにしていく」という考え方も、時には大切です。

自分の意志で、食べた物の消化のスピードが変えられないように、**人間の生命現象には、努力や意識だけでコントロールできないこともたくさんある**のです。

さらに、時間が解決してくれることも多くあります。

子供の頃に真剣に悩んでいた問題が、その時はなかなか解決法が見つからなくても、大人になった今なら、意外と簡単に解決法が見つかったり、そもそも大した問題でもなかったりということはよくあるものです。
がんの告知を受けた直後は、どうしてもパニックになってしまいがちですが、時間が経てば冷静に落ち着いて対処できることもあるのです。

第4章では、このようにすこし視点を高くして病気や治療、さらにはご自身の人生と向き合っていただくためのお話をさせていただきたいと思います。

がんであってもなくても、人生の目的は「幸せになること」です。

本書の最終目標は、単にがんを治すということではなく、病気という現象が表れている自分という存在を見つめ、しっかりと向き合い、本質的な健康を取り戻していただくこと。そして何より、あなたに幸せになっていただくことにあるのです。

ちょっと脱線　その6　Dr.三浦が病気を問題だと思わなくなった理由

「がんを含めて病気が問題だとは思っていない」なんて、患者の気持ちを逆なでする、なんとひどい医者だと思われたかもしれませんね。

でも、実は私自身もストレスまみれの生活がたたって体調を崩し、あともう少しで命を落とすという状態で、救急搬送された経験があるのです。

そして、このことがきっかけになって、心理学の分野に興味を持つようになり、先ほどのような問いかけを自分自身にし続けながら、最初は自分のために様々な手法を学びました。

そして、いまはその手法を用いて診察中に心理的なケアを行うことで、多くの方の症状が改善されるのを日々目の当たりにしています。

それからもう一つ、「病気が問題なのではない」と気づいた大きな出来事があります。

父ががんになり、余命2年と宣告されたとき、私は漠然とではありますが「もし自分なら、その2年をどう生きるだろうか？」ということを考えました。

そして、すこしスピリチュアルな世界に触れはじめていた私は、「よし、自分もあと2年の命だと思って、父と楽しく過ごし、自分もやりたいことをやろう。今を生きることが大切だ」とおぼろげながら決意したのでした。

ところが、その決意からわずか1年後に阪神・淡路大震災が起きたのです。

当時、私は被災地の兵庫県西宮市に下宿していました。下宿は倒壊こそしなかったものの、ライフラインがすべてストップし、周囲は大変な状況でした。いつもの生活圏の中で6400人以上の方が亡くなり、テレビの映像のとおり街は瓦礫《がれき》の山となってしまいました。

その日はちょうど、医学部の卒業試験の朝でした。しかし、もちろん試験どころではなく、目の前の状況への対応に必死でした。

余命宣告をされた父より、私の方が先に死んでいた可能性も十分にありました。生まれて初めて、本当の意味での命の危機を感じ、自然界には人間の予測や力などはるかに及ばないことが起こることをまざまざと思い知らされました。

そして、あんなに短いと思っていた「あと2年の命」という余命宣告期間すら、誰に保証されるものでもないということを強く感じたのです。

決して甘い考えではなく、明日のことは誰にも分からず、だからこそ今を大切に丁寧に生きなければならないということを、まさしく痛感させられました。

そして、その後、周りの方々と協力して危機を乗り越えていくという、人間のすばらしさを感じる貴重な体験も多くさせていただきました。

私の医療観の原点には、このような様々な体験があります。

だからこそ、私は私の学んできたことすべてを、今できる最善を、できるかぎり多くの方の治療に生かしていきたいと考えているのです。

そういった思いから、これまで多くの方に様々なことをお伝えしてきて、見事に病気を克服された方も本当にたくさんおられます。しかし一方では、残念ながら効果が見られず、亡くなられる方がいらっしゃることもまた、事実です。

そもそも、人は生まれた以上は、必ず肉体を卒業する時が来るのです。

どんな名医であっても、不老不死の方法を教えてくれという要求に応えることは不可能です。

それに、もし一部のスピリチュアルな方が言われるように、人の寿命が生まれつき決まっているとしたらどうでしょう。余命宣告はもちろん、私たち医師が行っている治療や延命行為ということ自体が、すべて無意味だということになってしまいます。

そのようなことを考えながら、日々、患者さんと接しているうちに、「目の前にいらっしゃるこの方に、どれだけ寿命があるのかは分からない。だからこそ、いまこの時を幸せに生きていただけるようなお付き合いをさせていただこう」と、考えるようになりました。

私は、病気や死というものに対しても、恐ろしいものと決めつけるのではなく、限りある寿命をしっかりと楽しく過ごしていただけるようなケアを目指し、患者さんと接するようにしています。

容態が著しく良くない方の場合には、少しの延命期間のために辛い治療を選択して、その結果動けなくなってしまうよりは、ご本人はもとよりご家族にも後悔が残らないよう、少しでも自由にやりたいことができる時間を増やしていただけるようなアドバイスをさせていただくこともあります。

「現代医学」のがんとの向き合い方は、高度な検査機器により再発の可能性や、場合によっては「余命」まで医学的に割り出して、できる治療とできない治療の見切りをつけ、それを感情そっちのけで患者さんに伝えてしまうというものです。

しかし、私の目指す「統合医療」とは、治る可能性は誰にでも、どんな状況でもあるというところからスタートします。たとえ医学的には厳しい状況でも、軽々に治らないなどと見切ることは決してしません。

命はそのように簡単に決めつけられるようなものではないのです。

まずはその第一歩として、少しでも生きる意欲と勇気が湧いてくるようなお話をさせていただき、クリニックに来ていただいた時よりも、お帰りになる時の方がお元気になっているという「医療」を心がけています。

実際、心の持ち方が変わるだけで、病気との付き合いが楽になり、免疫力が急激に上がる方もおられます。

どんな治療を行うかも大切ですが、どんな気持ちで行うかによって、大きく効果が変わるのです。心の持ち方の見直しは、当院の治療法の柱と言っても過言ではありません。

そういった意味でも、当院で病気そのものの治療を受け続けることが難しい方にも、ぜひ一度、カウンセリングやセミナーに参加していただけたらと思います。

✿どうして病気を治したいのか？

私が一般の医師とは違い、心理学や脳科学的な事をベースにカウンセリングを行うことは、すでにお伝えしました。

そのカウンセリングの中で、信頼関係のできてきた患者さんにしばしばさせていただくご質問が**「どうしてこの病気を治したいのですか？」**というものです。

当然ながらほとんどの患者さんが、この質問に非常に驚かれます。病気で病院に来ているのだから、医師も患者も病気を治すのは当たり前のことだと考えておられるからでしょう。

ここまでお付き合いくださった皆さまですから、誤解を恐れずにお伝えするのですが、この質問の後、私はこんなふうにお話しします。

「もしこの先、生きていく明確な目的や楽しみがないのなら、病気を治し、生きていく意味がないですよね。

治療にはお金も時間もかかるし、ご家族もご看病が大変です。何よりあなた自身が、どうしようもない痛みに苦しむこともあるかもしれません。

多くの人を巻き込んで苦しく辛い目に遭うくらいなら、いっそのこと早く肉体を卒業した方が楽かもしれませんよ」。

また、こんなお話をさせていただくこともあります。

「たとえこの病気が完全に治ったとしても、命には限りがあり、いつかは必ず肉体を卒業する日が来ます。私たちは永遠にこの肉体を維持することはできませんし、死なないようにしてくれという依頼には、私たち医師も絶対に応えられません。

偉そうに話している私だって、必ずいつかは死にます。それにもかかわらず、あなたは何のためにこの病気を治して生きていきたいのですか？」

当たり前の話ですが、私たちの命には限りがあります。

何のために生きていくのかということをしっかりと見据えて、治療にあたられている患者さんの方が、精神的にも安定し良い結果が出ることが多いものです。何より、病気があっても、人生全体が充実してこられるのです。

このやりとりの最後に、私はこのようにご提案します。

「しかし、どんなに小さなことでもかまいません。あなたがもし今後、一つでもやりたいことがあるのなら、私たちは全力でサポートします。ご一緒にがんばりましょう！」

がんという病気は、交通事故や心臓・脳の病気のように、突然死することはありません。

ただ、「がん＝死」というテーマを抱えながら、長く過ごさないといけないために、どうしても自分自身の心としっかり向き合わざるをえないのです。だからこそ、**病気**

を通して様々な心の気づきを得て、生きていく意味をしっかりと感じることが、とても大切だと考えています。

✿私たちは幸せに生きるために生まれた

有名なダライ・ラマ14世は、その説話の中で「**私たちは幸せに生きるために生まれてきた」**と話されています。

私はあえて、がんになってしまったという、普通に考えると不幸な状況の患者さんにこのお話をさせていただくことがあります。多くの方は、「この病気さえ治れば幸せだ」と話されるのですが、その後に様々なご質問をさせていただくのです。

まずは、「では、この病気になる前は幸せでしたか？　肉体的や精神的にご無理をされていたから、この病気になった可能性はないですか？」とお尋ねしてみます。
もちろん、病気は罰ゲームではないので、犯罪の尋問のように厳しく問いただすわけではありませんが、「そういえば、無理や我慢をしていました。幸せだったとは言い切れない、そんな生活が病気の原因だったんですね」と、自分からお話しくださる患者さんもいらっしゃいます。

また、「病気のなかった頃と同じ生活に戻りたい」と話される方も多いのですが、私が「同じ生活習慣に戻れば、また同じ病気になってしまいますよ」とお話しさせていただくと、「それもそうですね」と、ハッと気づかれる方も多いのです。

ただ、病気の有無にかかわらず、職場や家族のことなど、生活環境を大きく変えるのは難しいことです。
したがって、今までと**同じ環境の中でも捉え方を変えて、今まで当たり前にできて**

いたことや恵まれていたことに感謝し、「不満探し型」から「できること探し型」へと人生観をシフトすることをお勧めしています。

あるアメリカの大富豪に関する調査によると、多くの大富豪は自分が成功したきっかけとして「病気・破産・離婚」など、一見、不幸なことを挙げているといいます。そういう状況から多くの気づきを得て、今に至っていると語っているのです。

そしてまた、多くの大富豪が「今ほどお金がなかったときから、精神的には幸せだった」と話しています。つまり、お金を得たから幸せになったのではなく、ずっと幸せな状況の中でお金が入ってきたということです。

突然、宝くじや遺産相続などでお金持ちになったとしても、心から幸せを感じている人が少ないという話も多く聞きますね。

病気も同じことで、状況の差はありますが、「この病気さえ治れば幸せだ」と話す人が、本当に病気が治ったのちに幸せになるとは限らないのです。

病気であってもなくても、今この瞬間から、できることに感謝して幸せを感じながら生きていくことが大切だということです。

✿「病気」があっても「病人」にならない

繰り返しになりますが、私たちが生きている目的は「幸せに生きること」です。生きていると、とても幸せとは感じられない様々なことが起きるものです。

しかし、私は**「喜怒哀楽」という言葉は、「喜び」「怒り」「哀しみ」を「楽しむ＝体験し味わう」こと**だと解釈していて、それこそが幸せな人生だと思うのです。

病気になられる方は、ともすれば無意識に、こういった様々な感情を外に出すことを我慢し、ストレスを感じる方が多いようです。

ストレスの蓄積は、自律神経に影響を与えてストレスホルモンの上昇を招き、血流の悪化のよる循環不全や冷え性、高血圧・高血糖、消化機能の低下、ホルモンバランスの乱れなどを引き起こしてしまいます。そして、長期間このような状態が続くと、やがてがんのような慢性病となってしまうのです。

患者さんにはよく、「こういった感情に気づくこと。そして出せる範囲で出していくこと」をお勧めしています。

病気の方の多くは、「家族や周りの人に迷惑をかけてはいけない」とおっしゃるのですが、「感情を出す練習だと思って、もう少し周りの方に甘えても良いのではないですか？　可能な範囲で、もう少しわがままに自分のやりたいことをやって、言いたいことを言っても良いのではないでしょうか？　自分の中の子供心に素直になってください」というお話もよくさせていただきます。

過去には、このことに気づいていただくために、様々な感情を抑圧されている方をケース・スタディーとして舞台化し、実演させていただいたこともありました。

「怒れない人」「笑えない人」「過度に良い人と思われたい人」「自己評価が低く、人と比べて自分の人生に価値を見いだせない人」「頑張らねば！　と思いすぎて、結果を求めすぎて、かえってストレスを感じて良い結果が出ない人」などのパターンを実際に演じていただき、演劇後に私が解説させていただくという演劇療法の舞台でした。

たくさんの方に観ていただき、当院の患者さんを含め、「非常に大きな気づきがあった」「自分が演じているパターンが分かった」というご感想をたくさんいただきました。


人物を意味する「PERSON＝パーソン」の語源と言われる「PERSONA＝ペルソナ」という言葉は、ラテン語で「仮面」を意味します。

私たちは生活の中で、状況に応じて様々な「仮面」を無意識のうちに着けています。

その仮面と自分自身の心の声（魂レベルからの欲求）に大きなギャップがあると、知らず知らずのうちにストレスが蓄積し、病気の原因となるのです。

イギリスの研究で、「多重人格」について調べた報告によると、ある方の症状としてあるいくつかの「人格＝仮面」の中に、「糖尿病患者」という人格があり、この人格の時に血液検査を行うと血糖値が異常になるのに、人格が変わってしばらくすると、検査値が正常値に戻るというのです。

がんの方の場合でも、がんだと告知されると、無意識のうちにご本人もご家族も、テレビや映画など様々なメディアで見てイメージしている「がん患者」という人格を演じはじめてしまうことがあります。

そうすると、脳の機能として「引き寄せの法則」が働き、「がん患者とその家族は、辛く悲しい状態で生活し、悲しい結末を迎えなければならない」というようなイメージを持ち続けてしまうことになり、どうしても実際に、そのような現実を引き寄せてしまうことが多くなってしまうのです。

このような状態を演じてしまわれている方を、笑い飛ばす意味も込めて、私は「アカデミー賞」ならぬ、「アカデミー症」と名付け、患者さんには、くれぐれもそんな症状を演じないようにとお伝えしています。

つまり、**今、現実的に「病気」であったとしても、「病人」を演じる必要はないことに気づくこと、そしてそれを止めること**が大切だということです。

人は誰しも、少なからず仮面を持っています。私なら医師という仮面、外ではセミナー講師、家庭では家族に対して違う仮面を演じていますし、友人に対してもまた違います。

また、同じ医師という仮面でも、患者さんに対して演じている仮面もあれば、スタッフに対して演じている院長という現場のリーダーとしての実務的な仮面もあります。

今の自分がどんな「仮面」をかぶっているかに気づき、それが本当に自分の演じるべき仮面なのか？　世の中の集合意識によって演じさせられている、ただの役割なのかを客観的に見つめ、自分の「本心」とのギャップに気づいていくことも、病気の症状を改善していく上では大切なポイントです。

なぜなら、見方を変えれば、**病気の際に出てくる症状自体を、「今の生き方で満足しているのですか？　ひょっとすると、本心と少し違うのではないですか？」という気づきのチャンスとして捉えることもできる**からです。

人生という長い旅路を生きていると、この「気づきのチャンス」が、自分の病気や家族の病気、経済的な問題、ご家族や社会的な対人関係など、その方にとって最も気づきやすい形、もっとも気づきやすいタイミングでやって来るようです。

もし、このチャンスに、そして自分が「病人」という仮面を演じていることに自分自身で気づけたならば、そこからの学びをしっかり味わった後、この仮面を脱ぐという決意、もう脱いでいいんだという許可を自分自身に与えることができます。

実は、この「決意」や「許可」こそが、まさに本書の冒頭でお話しした**「自然治癒力発動ボタン」**となるのです。

私はいつも患者さんに、「せっかくこの病気になったのだから、この病気から学べる気づきを得て、今この瞬間から、自分にとっての本当の幸せを感じながら生きるという決意をしましょう」とお話しさせていただいています。

実際に多くの患者さんが、こういった対話を通じて「この病気になってよかった」と話してくださるようになります。

そして、医師や患者という仮面のない関係性で、「お互い肉体を卒業する瞬間には『生まれてきて良かったな。人生、色々あったけど楽しかったな。みんなありがとう』と言って卒業したいですね」と、お話しするのです。

ちょっと脱線　その7　Dr.三浦、先住民族から祈りの医療を学ぶ

さて、ここで大いに脱線して、ちょっとスピリチュアルなお話をしてみたいと思います。

私はかなり昔から、いわゆる先住民文化に興味を持っていて、学生時代から様々な先住民（ネイティブ）の文化や暮らしに関する本をたくさん読んできました。

そんな中、大学病院を辞めてからの一時期、海外航路の船医をしていたのですが、なんとオーストラリアに行くことになったのです。これはチャンスだということで、私はオーストラリアで船を降りて約1か月間、先住民族アボリジニの聖地巡りをしたり、現地の方々とご一緒させていただきました。

彼らの健康観を聞かせていただいたり、実際の治療法なども見せていただいたりできて、本当に貴重な経験となりました。

その後、仕事で赴任した北海道の旭川でも、近隣にお住まいだったアイヌの方々とご縁をいただき、山で採れる野草（ハーブ）や、動物（クマやシカなど）の肉・内臓を使った治療などを教えていただきました。

別のルートからアイヌの伝統的な生活用品を作られている作家さんたちともご縁をいただいて、様々なことを教えていただきました。彼らの用いている衣類や生活用具の模様にこめられた意味、お祭りや伝統舞踊、祈りに含まれる意味などを興味深く聞かせていただき、ここで教えていただいた多くのことが、今の私の人生に大きな影響を与えています。

そんなアイヌの伝統文化や、日本の神話などの文献を読んでいくうちに、私は日本神話やアイヌの伝承文化に共通して語り継がれている「カラス」の伝説に出会いました。

そして、同じような「カラス」の伝説が、ネイティブ・アメリカンにも存在するということを知って、彼らの文化にも興味を持った私は、様々な本を読んだり、有名な「ホピの予言」というドキュメンタリー映画などを観るようになりました。

すると、ちょうどそのタイミングで、当時、ヒーリングを習っていたアメリカ人のヒーラーが、アリゾナ州にあるホピ族の居留地・セドナを含めたヒーリングツアーを企画されたのです。

非常にハードな日程の旅でしたが、なんとかスケジュールをやりくりして私も参加することができ、様々な気づきやスピリチュアルな体験をすることができました。

その後も、様々な場所を訪れて、多くの学びをいただいているのですが、彼ら先住民の医療観・人生観の中には、いくつも共通するものがあります。

まず、体は地球や宇宙からの借り物であり、大切に使わなければならないものであること。そして、その借り物である肉体と、魂は別であること（輪廻転生については文化によって考え方が異なります）。

さらに、その肉体に対して、太陽・月・星（宇宙）・地球が、無償の愛としてエネルギーや水・空気・食物などを与えてくれていること。したがって、そういう環境や魂・家族などとの分離が起こったり感謝の念がなくなると、病気や死が訪れることなどです。そして、万一、病気になった時には、「祈り」によってそれらとの結びつきを思い出し、感謝と共に関係を取り戻すことが大切だと言うのです。

先住民たちは、西洋医学のように臓器を機械のパーツとして扱うのではなく、それぞれの臓器にも、それぞれに宿るエネルギーや感情があり、それぞれに結びつきがあると考えます。そして、それら臓器の一つひとつに対して感謝することを、何より大切にするのです。

私には、この古《いにしえ》の考え方が、今までの経験からも真実のように思えてなりません。実際に最近では、医療現場でも「祈り」や「感謝」によって、寿命が延びたという症例報告や、「オキシトシン」と言われる免疫力を上げるホルモンの分泌量が増えることが分かってきています。

当院でも、体や臓器への感謝が綴られた、ネイティブ・アメリカンのラコタ族やスー族に伝わる祈りの言葉「ホーミタクヤセン」という言語集を私が少しアレンジし、就寝前などに聞いていただけるCDとしてご紹介したりしています。

ネイティブ・アメリカンの持つ自然観の中に「木を1本切るのにも、7代前の先祖に感謝し、7代後の子孫に迷惑がかからないかをよく考えろ」というものがあります。私たちの暮らす生活環境や自然環境は、地球からの借り物であると同時に、実は未来の子供たちからの借り物でもあります。

実はこのことは、私たち一人ずつの体に関しても同じで、私たちの体も未来の子孫からの借り物なのです。今の私たちの食生活、飲料水、過剰な薬剤や検査などが、未来の子供たちの健康状態に影響を与える可能性があることは、医学的にも遺伝子的にも十分に予想できます。

地球環境はもちろんのこと、体内環境も未来の子供たちに引き継ぐべき借り物だという意識をもって、できるだけ良い食・良い水・良い医療などにこだわり、皆さまにもそれをお伝えしていきたいと思っています。

✿大切な命をあきらめないことの大切さ

この章の最後に、実際にがんを克服された方の体験談を、少しご紹介させていただきたいと思います。

もう、10年以上前のことです。卵巣がんの手術後に、再発ケアの治療を目的に通院されていた患者さんがおられました。

来院された際、彼女はすでに片方の卵巣を手術で切除されていました。手術する時、再発予防のために、反対側の卵巣と子宮も切除することを勧められたそうですが、これは拒否されたとのことでした。

初診時はまだご結婚はされていなかったのですが、彼女にはご結婚予定のパートナーがおられました。結婚を決める際には、「子供が産めなくなるかもしれないけどいい？」と聞くと、「いいよ、それなら二人で楽しく暮らそう」と、言ってくださっていたそうです。ところが、ご結婚後、彼女はなんと奇跡的に妊娠されたのです。

産婦人科医からは、妊娠中のホルモンの働きは卵巣がんの再発リスクを高めるため、手術からまだ1年しか経っていない状態では危険だからと、中絶も勧められたそうです。

しかし、せっかく卵巣が片方しかない状態で妊娠したのだから、命がけでも産みたいという彼女の意志は固く、仮に再発しても後悔しないということで、どうすればよいかと私のところへ相談に来られました。

彼女はすでに、自然療法や自然分娩などに理解のある産婦人科医に通院されているとのことだったので、主治医の医師とよく相談することをお勧めしました。

結果的に、彼女はそういう施設で妊娠生活を過ごされるのですが、そこでもやはり、「がんの再発リスクが高くて責任が取れない。医師の同意書をもらってくるように」と指示され、なんと私がその同意書を書くことになったのです。

彼女との信頼関係はできていましたが、ご家族とは面識がなく、命がかかっていることですから、万一何かあった際には訴訟問題にもなりかねません。

しかし、彼女の意志は固く、ご家族は彼女自身が説得するということになり、私も本気で心から応援しようと肚をくくり、同意書にサインすることにしました。


診察に来られる度に、本当に祈るような気持ちで、大きくなった彼女のお腹の上から、彼女と赤ちゃんに向けてヒーリングをさせていただきました。「大丈夫だから、元気に育ってお母さんを守ってあげてね」というエネルギーをこめて……。

そして、ついに産み月となり、彼女から無事に出産の時を迎え、母子ともに元気に過ごされているとの連絡をいただき、心の底から安堵しました。

後日、赤ちゃんを連れてクリニックに来てくださった時には、まるで家族のような気持ちにもなり、本当に嬉しかったものです。

「母親になる」「我が子に命をつなぐ」そんな思いが彼女の生き方を変え、それががんのリスクをも凌駕《りょうが》したのでしょう。

今もお母さんにがんの再発はなく、お元気に過ごされています。

がん・サバイバー杉浦貴之さんからの学び

杉浦貴之さんは、がん・サバイバーのお一人です。

28歳の時に、とても珍しい悪性の腎臓腫瘍だという宣告を受けます。しかも、検査の結果、当時は彼と同じタイプのがんで、2年以上生存した人が世界中に1人もいないという状況で「早ければ半年。2年後の生存率は0％」という余命宣告を受けてしまうのです。

しかし、彼や彼のご家族は決してあきらめず、今できることを淡々と続けていかれました。

食事療法、運動療法、様々な温熱療法、イメージ療法や呼吸法など、できる範囲で実践されるとともに、今までのストレスに満ちた生活を見直し、新しい目標に向かって、新たな人生を生きる決意をされたのです。

杉浦さん自身も、入院中はがんを克服した方の本をたくさん読み、退院後はそんな方々に実際に会いに行かれます。そして、そんな中でがんを克服された方々からもらった、生きる勇気と健康を回復するためのヒントをより多くの方に知ってもらいたいと、現在は命のマガジン「メッセンジャー」という雑誌を定期的に発行されています。

この雑誌には、杉浦さんご自身からのメッセージはもちろん、がん克服者の体験談や、今まさに命と向き合っている方の思いなどが掲載されています。毎号が気づきと感動にあふれていて、私は読ませていただく度にいつも涙を流してしまいます。

さらに、彼は入院中から、余命宣告を受けているにもかかわらず、以前走ったことのある「ホノルルマラソン」をもう一度走りたいという夢を持ち始めます。さらには、当時は彼女もいなかったのに、マラソンの翌日にホノルルで結婚式を挙げるという夢も同時に持ち始めたのです。

その後も、体調の浮き沈みはあるものの、生活習慣の改善や生き方の見直しなどを淡々と続けられた結果、最長でも2年と言われた余命宣告期間を大幅に超え、２０１７年10月には告知から25年となりますが、変わらずお元気に過ごされています。

さらに、２００８年にはホノルルマラソンを完走、翌日に現地で結婚式という夢も、見事に実現されました。

２０１０年からは、「チームメッセンジャー」の代表として、彼の人生を変えるきっかけとなったホノルルマラソンを、がん患者さんやがん・サバイバーさんと共に走る

「命はそんなにやわじゃない！　がん・サバイバーホノルルマラソンツアー」ということで毎年ツアーを企画され、そんな活動が様々なメディアから注目され、取り上げられるようになっています。

杉浦さんのがんに対する考え方や生き方、活動の詳細については『がんステージⅣ克服　「転移」「再発」「余命告知」からの回復記録』（ユサブル）をぜひお読みいただければと思います。

杉浦さんの主宰されている「チームメッセンジャー」をはじめ、日本にもたくさんあるがんの患者会などを訪ねると、西洋医学的な予想の範疇《はんちゅう》を超えるがん・サバイバーさんにたくさん出会います。

その方たちの多くに共通することは以下のようなことではないかと思います。

①医学的な常識を信じ込まない。同時に、極端な西洋医学批判の意見にも振り回されない。根拠を求めすぎず、自分は大丈夫だという自信を持つ。

②夢や、やりがいを持って前向きに生きる（考えるだけで顔がにやけてしまうようなワクワクする夢を持つ）。

③今までの生き方や生活習慣を見直し、生活習慣の改善を淡々と行う（ただし、完璧主義に陥らない）。

④自分が生きていること、生かされていることへの感謝と共に、周りの環境にも感謝をする。病気になってできなくなったことを探すよりも、病気でもできていることを見つけて感謝する。

⑤素直に人の意見を聞き、できる治療は取り入れるが、それに依存しない。判断はすべて自己責任で行う。

⑥まずは実践してみる。

杉浦さんの場合にも、彼の言葉をお借りすると「走れるほど元気になったのではなく、走ったから元気になった」ということで、できる範囲で実践を続けた結果として今があると話されています。まさに「メッセンジャー」と「ジッセンジャー（実践する人）」を同時並行で生きてこられたのです。病気が治ってから行動するのではなく、仮に病気があっても、できることを楽しいイメージ、「ワクワク感」を持ちながら行っていくことが、免疫力を上げるコツのようです。

予祝思考を取り入れる

杉浦さんは入院中から、余命宣告を受けているにもかかわらず、「ホノルルマラソン」を走る、そして、当時は彼女もいなかったのに、マラソンの翌日にホノルルで結婚式を挙げるという壮大な夢を持ちました。

そして、それらをずっとイメージしながら、できることを淡々と実践し続けて、ついに両方の夢を実現したのです。

この時とても大切なのは、**「ワクワク感」**を持つことです。

がんの患者さん、特に余命宣告を受けている方などは、未来を一人で明るくワクワク感をもってイメージすることは難しいものです。

そこで当院では、ことあるごとに患者さんと将来の夢をワクワクしながら語り合い、共有するようにしています。

患者さんの中には「大きな病院に行くと、絶望的な話ばかり聞かされるので元気がなくなってしまうけれど、ここに来ると、将来の夢や希望などワクワクする話ができるので元気が出てきます」と言ってくださる方もいらっしゃいます。

そして、最初は元気が出てくる程度かもしれませんが、夢があたかも叶っているようなイメージを何度も何度も繰り返し共有し、今できることを実践し続けていくことで、本当にがんが消えてしまったり、消えなくても共存しながら、夢を叶えてしまう患者さんが、実際にたくさんおられるのです。

そして、２０１８年頃でしょうか。長年私が多くの患者さんと実践してきたこの方法、つまり、未来を先取りし、先にその気持ちを味わい喜ぶことで、その願いを引き寄せることが、実は「予祝」と呼ばれるものだということを、ひすいこたろうさんと大嶋啓介さんの共著『前祝いの法則』（フォレスト出版）で知りました。

「予祝」とは、日本古来の文化で、未来の喜びを予《あらかじ》め予定する、いわば「前祝い」のことです。

お花見も、もとは古来日本人が実践していた願いを叶える予祝でした。春に満開に咲く「桜」を、秋の「稲」の豊作に見立てて、ワイワイお酒を飲みながら先に喜び祝うことで、豊作という願いを引き寄せようとしたのです。

私は自分のやってきたことは「予祝」だったのだと再認識し、これまでの経験も合わせて、予祝を意識的に患者さんに勧めるようになりました。また、ひすいさんに直接お会いすることができてからは、「予祝ドクター」と名乗るようにもなったのです。

ただし、当院では原則として「がんが消えますように」といった予祝は行いません。前述のとおり、「がん」という言葉を繰り返すことで脳に「がん」のイメージが強く刷り込まれてしまうこともあるからです。

がんの有無はいったん置いておいて「こんなことができた」「大好きなことをやっている」というふうにワクワクしながらイメージするのです。

がんが消えなくても、共存している人はたくさんいます。

あなたの人生の目的は、がんを消すことではなく、幸せに生きること。

そのことを忘れずに、ワクワク未来をイメージし、喜びながら今できることをやっていきましょう。

かくいう私の将来の夢は、**医療機関を従来の暗いイメージではなく、来るだけでワクワクして元気になるような「テーマパーク」にすること**です。そうすれば、来ていただくだけでほとんどの患者さんが元気になってしまいますからね（笑）。

そのための第一歩として、私はみうらクリニックのドアに魔法のような「予祝」の意味づけをしています。

この扉は、ドラえもんのどこでもドアのようになっていて、開けた人誰もが元気になってしまう、もっと幸せになってしまう未来につながる扉であると。私はいつもそう思いながら、訪れる人をお迎えしています。

さらに、実は私にはもうひとつ壮大な、まさに考えるだけで顔がにやけてしまうような夢があるのですが……。
こちらは本書の最後に発表したいと思います。

ちょっと脱線　その8　Dr.三浦、実は余命宣告中です

実は私は今、余命宣告を受けています。

５年ほど前に、手足が震えて字が書けなくなったり、まっすぐ歩けなくなったり、さらに時々ろれつが回らなくなって、話しづらくなってしまったのです。

その前の年にも少し予兆があったので、念のために脳のＭＲＩ検査をしていたのですが、今回はいよいよ本当にまずいと思い、もう一度検査をしてもらいました。

それで、１年前と今回のＭＲＩの画像を比べると、私の脳、特に小脳が萎縮しているということが分かり、「小脳萎縮症」という病名をつけられました。

「小脳萎縮症」というのは、厚生労働省が難病指定している病気の一つです。

国の難病指定ということは、すなわち「治りません」という宣告と同じことで、治療法がありません。中でも脳の病気の場合は、対症療法も特にないのです。

ただ、私の場合は震えが強く出ていたので、とにかく震えを止めようということになりました。

なぜかというと、カルテが書けないのです。診察中は当院のカルテはいまだに手書きで、字が書けないと困るということで、震えを止めるための向精神薬が処方されました。

これを数日飲んだのですが、私の場合は幻覚妄想が出て、すっかり怖くなって飲むことを止めました。それからはまったく薬を飲んでいないのですが、その時主治医の先生から「5年後に車椅子です。寿命はあと8年です」と余命宣告を受けてしまったのです。

余談になりますが、実は医学部には、余命宣告の授業なんてないのです。

では、どのようにして余命宣告をするのかというと、その医師の経験と主観に任せられています。

先にもご紹介した福島正伸先生によれば、37人の医師に診てもらって、全員から違う診断を受けたそうです。つまり、その医師の経験と主観で、余名宣告をされたりされなかったりするということです。

ちなみに、私は絶対に余命宣告はしません。人にしても世の中にしても、未来というのは、誰にも分からないものです。たとえば、私が被災した阪神淡路大震災もそうですし、最近では、コロナ禍が起きるなど、誰一人予想もできなかったわけです。

私は、人の未来を断じることなどできるはずがないし、患者さんに辛く不安な思いを抱かせるような発言は、医師のすべきことではないと強く思います。

話を戻して、私はたくさんのがん患者さんを診てきて、余命宣告というのが、あまりそのとおりにならないことをよく知っているので、自分も大丈夫だろうと思いながら、淡々と当たり前のことをやっていきました。

震えについては、いろいろ対策を練って、カルテにはハンコを押すなどして対応し、不思議と診察中は普通にしゃべれるので、診察には何の支障も出ませんでした。

そうしながら、食事を変えたり、お酒をやめたり、それからちょっと運動するようにしたり、しっかり呼吸をしたり……。患者さんにお話ししているのと同じことを淡々と実践していきました。

それ以外には、病気になった時というのは、実は人に甘える練習でもあると思うので、信頼できる治療家さんの診察を受けました。

それまで私は、人に体を触られるのがあまり好きではなかったので、あまり受けてこなかったのですが、信頼できる整体師さんの施術も受けることにしました。

そうするうちに症状がおさまり、日常生活を取り戻したので、あとは今に至るまで淡々と当たり前のことをやっています。

今の私はというと、まさかそんなことがあったとは夢にも思えないような生活をしています。もちろん、普通に診察もしていますし、お酒を飲む機会があれば多少は飲みますし、時々畑に行って農作業もしています。

あれから5年経ちましたが、車椅子には乗っていませんし、その先生のおっしゃるとおりであれば、あと2年半ほどで死ぬことになるのですが、おそらくそれはないと思います。

もしも2年半で死ぬということなら、それが私の寿命であり、たまたまその先生の診断が正しかったという、それだけの話だから、それはどちらでもいいのです。

誰もがいずれ死ぬのだから、死んでいない今日、今を楽しんで生きればいいと思ってはいるのですが、特に根拠はないけれど、あと2年半ほどで死ぬということにはならないと思うのです。

それはきっと、「予祝」をしているからです。

5年後にも元気なイメージ、8年後にも元気なイメージ、今もずっと持っています。

好きな人たちと、楽しみながら好きなことをやっているという予祝をして、ワクワクしながらイメージし続けて、それを叶えていっているのです。

実はそれ以降、検査を受けていないので、良くなっているのかどうかは分かりません。がんであれば、きちんと検査を受けて必要であれば治療を受ける必要がありますが、小脳萎縮症の場合、悪くなっていたからといってできることは何もなく、ただ見守るしかない病気なのです。

でも、もしも悪くなっていたとしても、そんなことは関係なく、日常生活は何の問題もなく送れていますし、仲間たちと月に一度畑に行って、野菜作りも楽しんでいます。楽しい人とワイワイ遊んだり、美味しいものを食べたりもできています。

すべてイメージ通りという感じなのですね。

ここでもし、医師の言う通りを素直に信じてしまう患者さんであれば、「私はあと5年で車椅子に乗らなきゃいけないんだ」「あと8年で死んじゃうんだ」と、辛く悲しい日々を送られることになるかもしれません。

そしてそうなると、脳は善悪を理解できないので、そういう現実を引き寄せてしまって、本当にそういう現実を起こしてしまいがちなのです。

がんや難病だと診断されると、ほとんどの人が「私は難病です」「私はがんです」という名札を下げてしまいます。さらに、「辛く悲しく死んでいかないといけません」という名札まで下げてしまうのです。

現実になってしまう前に、早くその名札を取らないといけないのですが、その名札を取れる、すなわち、「自然治癒力発動ボタン」を押せるのは自分だけです。

そのことに自分で気づいて、ボタンを押すことができれば、自然治癒力が高まって、国がなんと言おうと、主治医の先生が何と言おうと、病気が良くなる可能性はいくらでもあります。

先日も患者さんに「今あなたの目の前に、国の言うとおりにも、主治医からの余命宣告のとおりにもなっていない能天気な患者、しかも医者の患者がいるんですよ。私にできるんだから、あなたにだって絶対できますよ」とお伝えしました。

すると、患者さんもご家族も、「すごく元気になった」とおっしゃって、最後は笑いながら帰っていかれました。

何度も繰り返しますが、難病と言われても余命宣告されても、できることはたくさんあります。それを辛く悲しくやるのではなくて、楽しみながら淡々とやっていくということが、とても大切なのです。

どんな状況であっても、楽しみながらチャレンジしてみていただきたいと、心から思います。

第5章

みらクリニックの診察・治療法

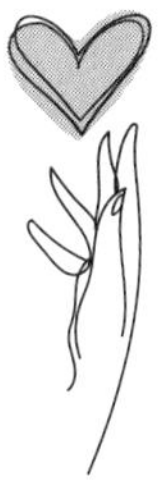

みうらクリニックの診察法

さて、いよいよ最終章となりました。

ここでようやく、実際に当院で行っている治療法や、他の自然療法・代替医療などのご紹介をさせていただきたいと思います。

本来ならばメインで取りあげるべきところなのかもしれませんが、ここまでの講義を聞いてくださったあなたなら、このご紹介を最後にさせていただく意味は分かっていただけるかと思います。

それぞれの治療は、単独でも高い効果が認められることが多いものであり、それだけでがんが自然消失（寛解）に至った方もおられますが、当院ではいくつかの治療を組み合わせながら、症状のコントロールを上手に行っておられる方が多いようです。

私からも、症状やライフスタイル（通院可能な頻度・お仕事など）、治療費、家庭環境などにより、その方に最適なものをご提案させていただいています。

さらに、病気に対する観方を変える「医療カウンセリング」や「食事療法」、「生活習慣全般へのアドバイス」は、ベースとしてすべての方に初診時に受けていただくことをお勧めしています。

さて、当院の診察法は、西洋医学的な検査に加え、これまでお話ししてきたとおり、東洋医学的な診察法や体質判定も同時に行っています。

具体的には、まずは「望診法」という技法を使います。これは患者さんの顔つき、手相、舌の状態に加え、お話の仕方（声のトーンやスピード）や歩き方、座られている姿勢などから、患者さんの元々の体質や病状の変化を見ていくというものです。

たとえば、顔で言えば唇の状態。これだけでも、たくさんの情報が得られます。上の唇は「胃の状態」、下の唇は「腸の状態」を表すという考え方があります。

同じ上唇でも、左右どちらの口角が上がっているか？　どの場所の色や肌の状態が悪いのか？　などといった状態を観察することで、胃の中のどの部位に異変が起きているのかも推測できます。

胃腸の病気の方ならば、その状態を診るのはもちろんですが、他の病気の方でも、「今行われている食事療法の種類が体質に合ったものなのか？」「食べた物がきちんと消化されているか？」「消化器が冷えていないか？」「下痢や便秘はないか？」「ストレスから胃が弱っていないか？」など、様々な推測ができます。

これに加えて舌の色や苔の状態、手のひらの色や手相の状態、脈の状態などからもかなりの情報が得られます。もちろん、必要な時には、お腹も触らせていただきます。

患者さんからよく「今の医師は、パソコンのモニターばかり見て患者の顔も見ない。脈も取らない」というクレームを伺うのですが、**当院のメインの診察室にはパソコンがありません。**患者さんの体の色々な場所や、させていただくお話の中から、治療のポイントを探していくのです。

同じ医師としても、今の多くの医師は、顔や舌など「見えていること」は診ようとせず、ハイテク機器に頼った検査や、体の中や血液検査など「見えないこと」ばかりを診ようとしすぎているように感じます。

当院では、患者さんにも、鏡を使った健康チェック法、尿や便などから簡単に体調をチェックする方法などをお伝えさせていただいています。

セルフチェックを通じて、ご自身の体と対話していただけるよう、必要に応じてポイント・アドバイスも行っています。

ちょっと脱線　その9「良いとこ取りの総力戦」がDr.三浦のやり方

これまでにも、治療のご説明にあたって何度も、スピリチュアルなエネルギーや波動、ヒーリングといった言葉を出してきましたが、怪しいなと感じられている方、もっと知りたいと思っている方、色々なご感想があると思います。

そこで、私がどのようにして、こういった世界に出会い、確信を得ていったのかを少しご紹介したいと思います。

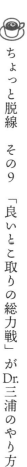

がんを患った父の看病をしていた頃、親戚の医師夫婦が、遠方から何度もお見舞いに来てくださっていました。どうしてそんな遠方から何度も父を訪ねて来られるのか、不思議に思って父に聞くと、お二人はいわゆる新興宗教団体に属されていて、その団体に父を治療に連れて行くために、説得に来てくださっていたようです。

私は、現役の医師がそんな団体に属されていることにかなり驚いたのですが、遠方から何度も来られるので、父もさすがに申し訳なく思ったらしく「俺の代わりにお前が行って来い」ということで、私がその団体に行くことになってしまいました。

そこで私は初めて、いわゆる「霊能者」と言われる方に出会いました。過去の私の人生について次々と言い当てられ、疑いようのない状況になってしまったのです。

さらに、その団体の中には医師や歯科医師、看護師も数多くおられ、様々なお話や症例を聞かされました。さらに私自身も、その団体の中で、西洋医学では考えられない不思議な治り方をする方を、何人か目の当たりにしました。

結局、父が亡くなってからはその団体に行くことはなくなったのですが、「あの不思議な世界は何なんだ？」という好奇心が強く湧いてきました。

また、この頃に有名なカリスマ経営コンサルタントであり、精神世界にも造詣の深かった故・舩井幸雄先生を知り、先生の本をたくさん読ませていただきました。

そして、まだ学生で時間に余裕があったので、アルバイトで貯めたお金を握りしめては、先生の本に出てくる不思議な方に会いに行ったり、不思議なお店、不思議な場所へ実際に行ったりということを始めたのです。

1年ほどかけて、色んな方に会い、不思議な体験もたくさんさせていただきました。そして、そうするうちに「こんな世界もあるんだな」という確信を得ていったのです。


そして、その中で自分にも実践できそうなものを実際に学び、父の症状に対して、最初は半信半疑でエネルギーを送ってみました。そうすると、父の痛みが軽減したり抗がん剤の副作用である便秘が改善したりと、不思議な現象が起こり始めたのです。

そういう経験を経て、私はますますこの分野に興味を持ち、深く学んでいくことになりました。

20代の後半にはすでに気功教室の講師になっていて、一時期は有名な「レイキ」というヒーリングのインストラクターとして、200名以上の方にアチューメントと言われるエネルギー伝授なども行わせていただきました。

2000年には、元ホリスティック医学協会会長で、代替医療の世界では第一人者の帯津三敬病院名誉院長の帯津良一《おびつりょういち》先生が主催されたイギリス・ヒーリング研修ツアーに参加させていただき、イギリスでは国家資格として認められているヒーリング資格なども取得させていただいています。

時系列は前後しますが、仏教や神道を始め、脱線した時にお話ししたようにネイティブ・アメリカン、チベット哲学、古代ケルトの文化などにも大変興味をもって、アメリカのセドナやアラスカ、チベットなどを何度か訪れながら30年以上、スピリチュアルな文化や伝統的医学、生活様式などを色々と学んできました。

「座禅断食」の師・野口法蔵《ほうぞう》氏も、現在は臨済宗の僧侶なのですが、元はチベットで厳しい修行をされてきた方でもあります。この法蔵先生からも、その生き様を通して、本当に多くの事を学ばせていただいています。

エネルギー・ヒーリングの分野でも、国内はもちろん、イギリスやアメリカなど、数多くのスピリチュアル・ヒーリングやホメオパシー、チベット医学などを現地でも学びました。現在は主にアルティメット・エナジェティクス（ＵＥ）というヒーリングセミナーの、日本で数名しかいないマスター・インストラクターとしての活動も行っています。

心理学の分野では、一般的な心理学に加え、NLP（神経言語プログラム）や、トラウマやショックを取るのに有効ないくつかのタッピング・セラピーなどのワークも診察に取り入れています。

その他にも、手技療法として、東洋医学的なツボ療法、治療家・杉本錬堂氏の主宰される天城流湯治法、頭蓋仙骨療法などを組み合わせたり、患者さん自身が、自分で実践できる気功や瞑想、呼吸法をはじめ、ハーブ療法やオイル療法なども、お勧めしています。

とにかく「良いとこ取りの総力戦」のために、こだわったり偏ったりすることなく、これらの学びを必要に応じて診察や治療にも取り入れていこうというのが、みらうクリニックのやり方なのです。

みうらクリニックの治療法

①オゾン療法

当院のがん患者さんが最も多く受けている治療です。

一旦採血した血液をオゾンガスによって活性化させた後、再び体内に還流させ免疫力を上げるという治療法です。

ドイツなどのヨーロッパを中心に広く知られている治療法ですが、最近ではアメリカや日本でも、取り入れる医療機関が急増しています。美容系の治療と間違えられることも多いのですが、世界的にはきちんと認知された内科的な治療で、副作用もほとんどないため、がんの補助療法としても多く用いられているのです。

当院のがんに対するオゾン療法の症例数は、国内ではかなり多い方だと思います。

②高濃度ビタミンC点滴療法

通常、経口投与では数グラムの摂取で排泄されてしまうビタミンCを、直接大量に血管内に投与する治療です。

血管内のビタミンCが高濃度に達すると、体内で過酸化水素が発生します。過酸化水素は細胞にとっては毒性のある物質なのですが、正常細胞は過酸化水素から身を守るカタラーゼという酵素をもっています。ところが、がん細胞はこの酵素を持っていないため、がん細胞だけが死滅するのです。

副作用もないため、ビタミンCは「天然の抗がん剤」とも言われています。

③ホルミシス療法

昔から湯治《とうじ》療法として、たくさんのがんや難病の方々が、秋田県・玉川温泉や鳥取県・三朝《みさささ》温泉に行かれています。

日本中にたくさん温泉がある中で、どうしてこれらの温泉に効果があるのかと言うと、温泉周囲の岩盤から「ラドンガス」という天然の低放射線ガスが発生しており、それを直接体に浴びたり、吸気として肺や口から吸いこんだりすることにより、免疫力が上がることが知られているのです。

日本においても、多くの大学病院レベルの研究機関から論文が出ていますが、抗がん作用の他、免疫力の向上、痛みの軽減、インスリンの上昇（血糖値降下作用）などが知られています。

当院では、医療機関としては大規模レベルの特殊ルームを院内に設置し、遠方まで行かなくても手軽に治療を受けていただけるようにしています。

温熱効果やリラクゼーション効果もあり、多くの方が利用されています。

④高濃度水素吸引療法

近年注目されている水素療法ですが、当院では水素水の飲用ではなく、医療用に開発された高濃度の水素ガスと酸素ガスの混合ガスを吸引していただく治療を行っています。

少しお役所的な話になりますが、２０１６年11月30日に水素吸入治療法が厚生労働省の先進医療Bとして承認されました。「先進医療」とは、先進医療技術審査部会によって、有効性・安全性・必要性などが厳しく審査され承認されるものです。

特に、先進医療Bは、先進医療Aよりも厳しく審査され、「医療技術の安全性、有効性等に鑑み、その実施に係り、実施環境、技術の効果等について特に重点的な観察・評価を要するものと判断されるもの」です。

先進医療は、将来的に健康保険適用の医薬品として承認されることを前提として、開発段階の治療が行われるもので、水素が医薬品として認可され、実際の医療に使われる道が大きく広げられました。水素が体に有害な活性酸素を除去し、症状の改善や予防、健康維持に役立つことが、国家レベルでも認められてきているのです。

当院で使用している機器は、水素濃度が67万ppmと、現在使用されている機器の中では最高濃度レベルとなります。

⑤マイクロウェーブ療法

がん細胞が熱に弱いことは何度かお伝えしましたが、この「マイクロウェーブ療法」も体を温める温熱療法の一種です。

温熱療法には、全身を温める「全身温熱療法」と、患部のみを温める「部分温熱療法」があります。このうち、マイクロウェーブ療法は効率よく短時間で患部のみを温める「部分温熱療法」で、正常細胞への副作用もない安全な治療法です。

従来の温熱療法は、40分程度固定されたドーム状の機械の中にいる必要があり、体への負担も多かったのですが、この療法では自由な姿勢のまま、患部に8秒間のマイクロ波照射を行い数秒休むというサイクルを5〜6回行うだけで患部の温度が効率よく数度上昇し、がん細胞をアポトーシス（自然死）へと導くのです。

開腹することなく、体から30㎝離れた2台の治療機器から放出されるマイクロ波が体内の腫瘍部分で交差し効率よく加熱します。放射線にも劣らない威力がありながら、正常組織は温度上昇が少ないために副作用はほぼゼロという正に理想的な最先端の治療機と言えます。

ただし、適応できる疾患とそうでない疾患があるため、詳細はクリニックまでお尋ねください。

⑥漢方

様々な治療に加え、体質に合った漢方薬を処方させていただいています。当院では保険適応内のエキス剤の処方をしています。

私の処方以外にも、月に一度、中国人医師の漢方アドバイザー・ショウキ先生にアドバイスをいただいての処方も行っています。

⑦鍼灸

週に一度、専門医による鍼灸治療を行っています。治療では、東洋医学的な鍼灸治療に加え、生活習慣全般や食事療法などもアドバイスしていただいています。

経験のある鍼灸師は、脈や舌などの状態から、西洋医学的な検査には表れない「未病」と言われる状態や、様々な不定愁訴にも適切に対応することができ、健康管理に非常に有効です。

⑧ エドガー・ケイシー療法

1945年にすでに亡くなっているエドガー・ケイシーという一人のアメリカ人のことをご存じでしょうか？　彼は催眠状態という特殊な環境下で、「リーディング」と言われる様々なメッセージを語ったことで知られています。

一見、オカルトのように聞こえるこの「リーディング」には、様々な病気の治療法が含まれており、「吸収」「循環」「排毒」「休息」という概念を中心に、栄養療法など個人的にも理解できるものがたくさんあるのです。

特に「ヒマシ油パック」は、肝臓や腸の解毒能力を高めるので、肝臓の疾患はもちろん、抗がん剤など薬剤の摂取が多い方にもお勧めです。

食事療法や運動療法などに関しても、すばらしい「リーディング」がたくさんあるので、積極的に治療に取り入れています。

⑨メディストーンベッド・ガイア

リラクゼーション効果を用いて、自律神経や経絡を整えるヒーリングベッドです。メディストーンと呼ばれる12種類の薬石、テラヘルツ波が出るテラストーン、ホルミシス効果のあるセラミックストーンを組み合わせ、さらに音響療法（ヘミシンクミュージック）、サウンドバイヴレーション（特殊な周波数の振動）、９種類の宝石光線療法を組み合わせ、同時にヒーリングが受けられる治療です。

自律神経の調整、免疫力の向上、痛みの軽減、リラクゼーション、集中力アップ、経絡の調整などの効果があり、多くの施設でその効果が報告されています。

⑩その他

お伝えした以外にも、必要に応じて私が今まで学んできた様々な代替療法を組み合わせて治療にあたっています。時には、エネルギー・ヒーリングやオステオパシー、天城流湯治法というボディーワークなども組み合わせて、治療を行います。
その他にも、家庭でできるお手当法や、治療器具のご紹介などもさせていただいています。治療には、健康保険が適用になるものとならないもの（自由診療）がありますので、ホームページをご参照いただくか、クリニックまでお問い合わせください。

実際の診察では、随時効果が期待できる治療法を新たに取り入れていきますが、これらはすべて、あくまでも自然治癒力を上げるための補助的なものであり、**「この治療さえ受ければ、一発逆転ですべての病気が治る」というものは存在しません。どんな治療法にも偏りすぎず、依存しすぎない**ことが大切です。また、世の中には新しい情報が続々ともっともらしく出てくるので、それらの情報に振り回されないことも大切ですね。

どのような治療を選択するにしても、**「自己治癒力発動ボタン」をオンにすることが先決**だということを、くれぐれも忘れないでください。

最後の脱線　花音ちゃんの魂に恥じない生き方を

もう20年以上前のことになりますが、あるヒーリング団体からの依頼で、毎月一度、東京でヒーリングセッションを行っていました。

午前中は健康セミナーをして、午後からは個人セッション。毎月10人くらいの個人セッションをしていたのですが、ある時、若い女性が悲壮な顔つきでセッションルームに入ってこられました。

私が「今日はどうされましたか？」と尋ねると、彼女は「あと2時間なんです」とおっしゃいます。

「あと2時間って、何がですか？」

「子供の命があと2時間なんです」

驚いて詳しくお聞きすると、集中治療室に入院中のお子さんが、今まさに危篤状態で、主治医から「あと2時間の命」と宣告されたというのです。

「そんな状況で、こんなところに来ている場合ではないんじゃないですか？」と言うと、彼女は「どうしても先生の所に行かないといけない気がしたんです。そばにいても何もできないから、とにかく、何かせずにいられなくて……」とおっしゃいました。

とっさに、当時使っていたヒーリングに、イメージでお母さんとお子さんの「へその緒」のつながりをイメージし、お母さんの体を通じてお子さんにエネルギーを送るという技法があることを思い出した私は、そのヒーリングをお母さんの体に行いました。

もちろん、お母さん自身の感情やエネルギーを整えるということも大切なので、そちらも同時に行います。

ヒーリングセッションはいつも日帰りなのですが、その日は偶然にも翌日に所用があって宿泊予定でした。

そこで、セッションが終わってからお母さんに「今できる精一杯はさせていただきました。まだ多くのご予約があるのですぐには動けないのですが、すべてのセッションが終わったらすぐにお電話します。その段階でお子さんの命がまだ繋がっていたら、私も直接病院にお邪魔します」とお伝えしたのでした。

そして、当日のすべてのセッションを終えてお母さんにご連絡したところ、まだ小さな命は繋がっていました。

私は急いで病院に向かい、お母さんと事前に電話で打ち合わせしたとおりに、私も親類だということにして集中治療室に入りました。

目の前に今にも途切れそうな小さな命があって、その命を必死で守ろうとするお母さんがいて、私に何かできることがあるかもしれない。

だとしたら、医師であろうがなかろうが、やれることをやるしかありません。その時の私にとっては、その判断が良い悪いなどという問題はどうでもよいことでした。

そのお子さんの名前は「花音《かのん》ちゃん」と言いました。

普段、クラシック音楽などまったく聞かないお父さんが、ヨハン・パッヘルベル作曲の「カノン」という曲だけは大好きで、それを子供に名付けたのだと、お母さんが後で話してくださいました。

花音ちゃんは生まれつきダウン症で、よくあるケースなのですが、そこに先天的に心臓の壁に穴が開いている「心房中隔欠損症」を合併していました。さらに今回、白血病を併発し、治療にあたっていたのですが、今日、容態が急変したというお話でした。集中治療室に入った私は、小さな花音ちゃんのハートチャクラに手を当てて、当時の私ができる限りのヒーリングをさせていただきました。

もともと小児科医だった私は、同じようなケースの小さな患者さんを何人も診てきました。まだ心臓の鼓動も安定しているし、そんなに急な事態ではないかもしれないというお話をご家族にさせていただいたことを覚えています。

そして、その夜はご家族とも色んなお話をさせていただいたのですが、その中で、以前に相談をしたあるヒーラーさんから「白血病の原因の一つには、先祖系に対する恨みがある」と言われたということを聞きました。

私はそのヒーラーさんと面識があり、決して脅すような悪意を持っての言葉ではないことは分かっていました。でも、お母さんはそのことをとても気にされていて、「花音は私たちのことを恨んでいるんでしょうか？　こんな障がいのある体で産んでしまったから！」と涙を流して訴えられたのです。

私は「絶対にそんなことはないですよ。とにかく今は、花音ちゃんの生命力を信じて、信頼と安心のエネルギーを送ってあげてくださいね」とお伝えし、病院を後にしました。

その後もご家族と時々連絡を取り合いながら、大阪から花音ちゃんをイメージして遠隔ヒーリングを定期的に行う日々が続きました。予断は許さないものの、花音ちゃんは約3か月たっても元気でいてくれました。

本当なら寝たきりの状態のはずの花音ちゃんなのですが、時々、自力で座って自分の両手を合わせ、まるで拝んでいるような姿をしていることがあったといいます。病棟の看護師さんたちの間では「花音ちゃんは観音様だね」と噂にもなっていたそうです。

しかし、残念ながら、花音ちゃんの容態が急変してしまう日がやって来ました。

その時、お母さんは病院から2時間近くかかる遠方におられたので、最期の瞬間には間に合わないかもしれないと、病院からの電話で告げられました。

しかし、お母さんが懸命に急いで病院に着いた時には、花音ちゃんはまだ弱いながらも息があり、まるでお母さんの到着を待っていたかのように、お母さんの腕の中で静かに息を引き取ったそうです。

その時、花音ちゃんの目から一筋の涙が流れて、お母さんの手を濡らし、お母さんはその涙を口に入れられました。

「あの涙の味は一生忘れません」

このお話を電話でお伺いした時、「花音ちゃんはお母さんが大好きで、到着を待っていてくれたんですね。恨んでなんかいなかったんですね。本当に観音様ですね」とお伝えしました。

お母さんも「本当にそう思います。あの子はいつまでも私たちの心の中に住む観音様です」と話してくださり、その穏やかな様子に私も安堵しました。

そして、このしばらく後になるのですが、私には花音ちゃんが本当に観音様だと思えてならなかったことから、お母さんに「もし私が将来、なにか団体を作るようなことがあれば、花音ちゃんのお名前をいただけませんか？」とお願いしたのです。

お母さんも快諾してくださり、「花音も喜ぶと思います」と言ってくださいました。

そんなことがあって、私のクリニックは「医療法人　花音会」という医療施設にしては少し変わった名前なのです。

今この時にも、私の胸の中には花音ちゃんが観音様として存在し、見守り励ましてくれているような温かなエネルギーを感じています。

花音ちゃんは寿命の長い短いだけではない、人として生きることの尊さ、その意味を教えてくれるすばらしいメッセージを残してくれたように思います。

今命あるあなたは、これからどんなふうに生きていかれますか？

私は、花音ちゃんのことを思い出す度に、彼女の尊い魂に恥じないよう、しっかりと今を生ききっていきたいと心から思うのです。

みうらクリニックの壮大な夢

最後までお読みくださり、ありがとうございました。

がんに関する知識を増やすことはできなかったかもしれませんが、何かどこか、ハッとするような気づきを得てくださっていれば、とても嬉しく思います。

それでは最後に、先にお約束させていただいた、私の壮大な夢を発表し、盛大に予祝したいと思います。

これにはちょっとしたエピソードがありまして、もうずいぶん前になりますが、お世話になっている税理士さんと打ち合わせをした時に、私がこんなことを言ったのです。

「もっと減収になったらいいんですけどねえ」。

当然ながら、税理士さんは首をかしげますので、私は続けてこう言いました。

「世の中、医者は儲からないほうが平和でいいんですよ。それだけ病気の方が減っているということなんですから」。

「そんなこと言うお医者さんは初めてです！」と、ビックリする税理士さん。

でも、当の私は大真面目です。

「医者の役目はセルフケアを普及させ、医者をなくすこと」と、講演などでもいつもお話ししているとおり、私は「目指せ失業！」を合言葉に活動をしています。

そもそも、医者や警察は暇が一番なのです。

どんどん暇になってそのうち失業することになったら、「古本屋をやりながら、占い師になって、熱帯魚オタクになる！」これこそが、考えるだけで顔がにやけてしまうような私の壮大なる夢なのです（笑）。

私は今日もこの夢をかなえるべく、診療や講演、セミナーを全力投球で続けているので、どうぞお気軽にみうらクリニックに診察を受けに、いえ、遊びにいらしてください。いつでもお待ちしています。

そして、あなたが今どんな状況にあるにせよ、自分を信じ、楽しく前向きに幸せに生きてくださることを切にお願いして、最後のメッセージとさせていただきたいと思います。

あとがき

本書は2017年に上梓させていただいた『新次元の「ガンの学校」』の改訂リニューアル版になります。

発刊当時、私が定期的に行っている「ガンの学校」というセミナーの教科書的な本を作りたいというコンセプトから執筆が始まったため、学校の講義というスタイルで構成することになったのですが、改訂にあたり引き続き編集を担当してくださった「きれい・ねっと」の山内尚子さんから、「「学校」では、がんについて勉強させられるようなイメージで楽しくないかもしれない」というご提案がありました。

たしかに言われてみれば、私自身も学校での授業は苦手でしたから、思いきってタイトルを大きく変更し、それに合わせて内容も再構築することにしました。

ただ、お読みくださった皆さまはご承知の通り、本書はがんに関する一般的な教科書的内容とはほど遠く、私自身の体験や、患者さんとのエピソード、スピリチュアルな内容が満載となっています。

それゆえ、本書の内容に対しては、かなり好みも別れると思いますし、個人的な内容や意見も多いため、ご批判もあるかもしれません。

しかし、何せ私が日々、実際に診察室でお話しさせていただいている内容や治療法はほぼこのままなのです。自己開示的な内容もいくつかあり、少し恥ずかしい思いもありますがご容赦いただけましたら幸いです。


早いもので、私も医師になって25年以上が経ちました。

本書にもあるとおり、私の医師としての経歴はかなり変わっており、いわゆる大病院での勤務歴や留学歴などはほとんどありません。論文や博士号などもありません。同業者の医師から見れば、「あんな奴はがんの専門医じゃない」と言われてしまうかもしれません。


しかし、大病院での勤務期間は短くとも、実際にがんの患者さんやそのご家族と向き合い、お話しさせていただいてきた時間は、医師の中でもかなり長い方だと思います。しかも、単に時間が長いというだけではなく、病院外でお話しさせていただくことも多いので、患者さんの本心本音や本当のニーズ、ご家庭で抱えられている悩みなども、他の医師より近い関係でお聞きしてくることができました。

そういった意味では、がん患者さんが求められている本当に必要な医療については、多少なりとも理解しているという自負があります。

以前、ある大学病院の消化器外科の教授が、自身が胃がんになって手術をし、自分の勤務する大学病院に患者として入院して、初めて分かったことを書かれた記事を目にしました。

まずは、病院のご飯がまずい。胃の手術をした直後の患者には食べられないほどご飯が固い。さらに看護師についても、上司としては仕事がてきぱきとできて有能だと思っていた看護師が、自分が患者になってみると冷たく感じられ、患者にとっては良い看護師ではなかったことなどが書かれていました。

教授ともなると、現場では何十年にも渡ってたくさんの患者を入院させているわけですが、消化器科の医師にも関わらず、自分の病院での食事内容さえ自分が患者になるまで分からない。看護の状態も把握できていないというのが現状です。

現在の多くの医師は、一般的な社会経験に乏しいため、患者サイドからの真の要求が見えないことも多いようです。当院の治療内容は、そんな患者サイドからの一つひとつの要求に、何とか応えていこうとしているうちにできあがりました。

そして、現在、私がさらに目指していることの一つが、心と体を含めたセルフケアの普及です。

「団塊の世代」と言われる方々が後期高齢者となられ、当然がん患者は増加してきているのですが、厚生労働省は病院のベッド数削減を着々と進めています。大きな病気になっても入院すらできないという状況が、すでに起こってきているのです。

しかし、ここでベッド数を増やすことを考えるのではなく、入院できないならば入院しなくて済むようにすればいいというふうに、発想を変えていくことが大切だと私は考えています。
そこで、まずは病気の予防はもちろん、「症状の軽い（未病）うちに、自分自身で治す」という考え方や、その具体的な方法を多くの方にお伝えしたいと思っているのです。

とはいえ、いくら医療が進歩し、セルフケアの手法が広がろうとも、お釈迦様が言ったように「四苦八苦」という現実は存在します。
しかし、だからこそ、今までの医療観のように、「老化・病気＝悪」「死＝敗北」ではなく、肉体を卒業するその瞬間まで、いかに幸せに生きていくのかを伝えるのも、医師の役割だと私は思っています。

そして、そのために心の問題やスピリチュアル・ケアについても、患者さんとたくさんお話させていただいているのです。ストレス社会と言われ、うつ病患者や自殺者の増加も問題となっている昨今、こうした取り組みも非常に大切です。

「私たちは何のために生まれ、どこから来てどこに帰るのか?」、そんな根源的なテーマを常に持ちながら、今後も目の前の患者さんのニーズに、私なりに一つずつ対応していきたいと考えています。

最後になりましたが、改訂にあたってもしっかりとサポートしてくださった「きれい・ねっと」の山内尚子さん、いつも私の診察を支えてくれている「みうらクリニック」のスタッフ、セミナーや講演活動を支えてくれている「自然医食デザイン」のスタッフと、また日頃お世話になっているすべての皆さまに心から感謝申し上げます。

さらに、ご縁をいただき、今もどこかで見守ってくださっているであろう肉体を卒業されたすべての尊い魂にも、大きな学びを与えてくださったことに深く感謝いたします。

三浦　直樹

２０２４年３月　合掌

参考文献

■がんのひみつ（中川恵一著／朝日出版社）
■人生を変える交流分析（池見酉次郎・新里里春・杉田峰康共著／創元社）
■幸せ波動をキャッチする 天使の気功♪
「ニコニコ細胞」が幸せな現実を引き寄せる！
（エンジェル・ヒロ著／BABジャパン）
■死ぬ瞬間―死とその過程について
（エリザベス キューブラー・ロス著・鈴木晶訳／読売新聞社）
■直感力を養う坐禅断食（野口法蔵著／七つ森書館）
■がんステージⅣ克服「転移」「再発」「余命告知」からの回復記録
（杉浦貴之／ユサブル）
■自律神経図（三上カイロプラクティック平塚整体院サイトより転載）

PROFILE

三浦 直樹（みうら なおき）

医療法人花音会 みうらクリニック院長
天城流望診法・師範

1968年大阪府生まれ。1955年に兵庫医科大学卒業後、関西医科大学小児科学教室に入局。1997年に退職し、西本クリニックなどで非常勤勤務を行うかたわら、各種自然療法を研究。

2009年、みうらクリニックを開院。
クリニックには、そのユニークな治療法を求めて全国から多くのがん・難病患者が数多く来院。患者の体質に応じた様々な治療の組み合わせを提案しながら「がん・難病と言われてもあきらめない」をモットーに日々診察に当たっている。

現在は診療以外にも、全国での講演・セミナー活動を多数行う等、精力的に活動している。

著書 『"空腹"が健康をつくる』（ナツメ社）
『週1断食で万病が治る』（マキノ出版）
共著 『顔を見れば隠れた病気がわかる』（マキノ出版）
『病気が治る人の予祝思考！』(マキノ出版)

みうらクリニック HP
https://miura-naoki.jp/

YouTube
【がん・難病と言われても諦めない】
統合医療医ドクターみうらの自然療法講座
https://www.youtube.com/@doctormiura

Facebook
https://www.facebook.com/naoki.miura.583

幸せに生きるための
がんとの向き合い方

この星の未来を創る一冊を
きれい・ねっと

2024年5月16日　初版発行

著　　者　三浦直樹
発 行 人　山内尚子
発　　行　株式会社 きれい・ねっと
〒670-0904　兵庫県姫路市塩町91
TEL：079-285-2215 / FAX：079-222-3866
https://kilei.net

発 売 元　株式会社 星雲社（共同出版社・流通責任出版社）
〒112-0005　東京都文京区水道1-3-30
TEL：03-3868-3275 / FAX：03-3868-6588

デザイン　eastgraphy

ISBN978-4-434-33980-6

乱丁・落丁本はお取替えいたします。